Philipp Ruland

Schuld, Scham und der ganze Scheiß

Meine Geschichte vom Türsteher zum Traumatherapeuten – wie auch du deinen Seelenmüll entsorgst und endlich den Kopf freikriegst

Philipp Ruland

Schuld, Scham und der ganze Scheiß

Meine Geschichte vom Türsteher zum Traumatherapeuten – wie auch du deinen Seelenmüll entsorgst und endlich den Kopf freikriegst

GOLDEGG

Rechte Umschlaggestaltung: Zero Media, zero-media.net, München
Rechte Autorenfoto: Sara Emosivwe
Layout & Buchsatz: Helena Poppe

ISBN: 978-3-99060-436-6

Unter den Linden 21 • D-10117 Berlin
Telefon: +49 800 505 43 76-0

Goldegg Verlag GmbH, Österreich
Mommsengasse 4/2 • A-1040 Wien
Telefon: +43 1 505 43 76-0

E-Mail: office@goldegg-verlag.com
www.goldegg-verlag.com

Layout, Satz und Herstellung: Goldegg Verlag GmbH, Wien
Printed in the EU

Inhalt

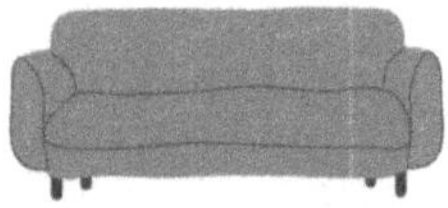

Vorwort

Es ist der 18. Mai 2017, mein Geburtstag. Ich bin in meinem Büro in der Klinik Berus, in der ich als Stationspsychologe vorwiegend schwer traumatisierte Patientinnen und Patienten aus dem französischen Nachbarland behandle. Die Therapie findet in französischer Sprache statt. Es ist ein Sonderprogramm unserer Klinik und für mich sind es meine Lehrjahre zum Thema schwere Traumafolgestörung. Tagein, tagaus behandeln wir Menschen, die in ihrer Kindheit alle Arten von Gewalt erlebt haben und in deren Familien das Leid von Generation zu Generation weitergegeben wird. Das, was meine Kolleginnen und Kollegen und ich jeden Tag erleben, ist die ungeschminkte Wahrheit über psychische Erkrankungen. Die allermeisten gehen auf Traumatisierungen zurück und werden nur geheilt, wenn die Traumatisierung erkannt wird.

Ich habe das Gefühl, angekommen zu sein. Ich bin seit Kurzem approbiert und habe meine Privatpraxis eröffnet. Mein Leben hat endlich eine gute Wendung genommen. Mein altes Leben liegt hinter mir.

Mein Handy klingelt. Ich gehe nicht ran. Der Anrufer gibt nicht auf und versucht es wieder und wieder. Unbekannte Nummer. Eigentlich nehme ich solche Gespräche nicht an, aber es ist mein Geburtstag. Vielleicht möchte mir jemand gratulieren.

Als ich abhebe, erkenne ich sofort die Stimme meines Gegenübers und weiß, dass mein altes Leben am Telefon ist. In breitem Migranten-Straßendeutsch sagt jemand am anderen

Ende der Leitung: »Philipp, wir kennen uns von früher. Ich bin's, Nidal. Du bist doch jetzt Psychotherapeut. Ich brauche deine Hilfe!«

Innerlich gehe ich automatisch in den Kampfmodus. Adrenalin schießt durch meinen Körper, ich bin getriggert. Nidal war ein jugendlicher Intensivtäter, der ungefähr zwei Jahre älter ist als ich. Ich kenne ihn, seit ich dreizehn war. Mit seiner Crew hatte ich regelmäßig Auseinandersetzungen, zunächst als Junge auf der Straße, später als Türsteher. Bis vor Kurzem wäre ein Aufeinandertreffen von uns beiden in Mord und Totschlag ausgeartet. Zwei Männer, beide mit Gewalt groß geworden, die sich ineinander verbeißen, das ist immer hässlich. Mein Gehirn rattert, Systemabsturz, unerwartete Situation. Ohne lange nachzudenken, sage ich: »Was kann ich für dich tun?« Wenn einer um Hilfe bittet, ist der Krieg vorbei. Nidal schildert mir, wie sehr er unter Angstanfällen leidet und seinem jungen Sohn kein guter Vater sein kann, weil er immer wieder Gewaltdurchbrüche hat. Er wolle mit jemandem darüber sprechen und wissen, was er tun könne. Ich gebe ihm einen Termin für die nächste Woche in meiner Praxis, mache ihm aber gleich klar, dass ich ihn aufgrund unserer gemeinsamen Geschichte nicht behandeln kann. Er willigt ein, und ich bleibe ratlos in meinem friedlichen Klinikzimmer zurück und schaue auf die Blumenwiese vor dem Fenster. Das Schicksal macht manchmal komische Wendungen.

Nidal kommt in meine Praxis, wie besprochen. Da stehen wir uns nun gegenüber, zwischen den großen Therapiesesseln und dem heimeligen Dekor der Altbauwohnung in der Gestalttherapeuten-Praxis, in die ich mich stundenweise eingemietet habe. Unsere letzten Treffen fanden immer in öffentlichen Räumen statt, entweder vor Diskotheken oder in den Gassen der Saarbrücker Altstadt. Grundsätzlich in der gegenseitigen Bereitschaft, sich auch unter Zuhilfenahme verbotener Gegenstände die Zähne einzuschlagen oder sich im Mindestmaß schwer zu beleidigen. Ein unsicherer Friede ist im Raum.

Ich bitte Nidal, Platz zu nehmen und mir zu erzählen, was ihm auf dem Herzen liegt. Dieses Gespräch wird für mich zum Lehrstück in systemischer, transgenerationaler Traumatherapie. Dieses verspätete Geburtstagsgeschenk werde ich bis ans Ende meiner Tage nicht mehr vergessen. Nidal erzählt mir seine Geschichte, von der Flucht mit seinen Eltern aus seinem Heimatland. Von den Qualen und der Folter, die seine Eltern als Dissidenten durch das lokale Regime erlebt hatten. Welche Gewalt es in seiner Familie gab, sowohl durch Männer als auch Frauen. Je mehr er erzählt, desto klarer wird mir, dass unsere beidseitigen schweren Traumatisierungen aus der Kindheit dazu geführt haben, dass wir uns immer hasserfüllt gegenüberstanden und keine andere Sprache finden konnten als die der Gewalt. Sie war unser hilfloser Versuch, mit unserer »Straßenmännlichkeit« das schlimme Leid in uns in den Griff zu kriegen. Nun sitzen wir hier. Er erzählt mir seine Geschichte, und ich sage ihm, dass ich Ähnliches kenne. Nach gut zwei Stunden gehen wir auseinander. Ich probiere hilflos, einen Therapieplatz für ihn zu finden, aber Therapieplätze sind selten, für Männer mit Gewalt in sich noch seltener. Was ich zu diesem Zeitpunkt nicht weiß: Ich werde ihn nie wieder sehen und nur von Bekannten hören, dass er immer wieder Haftstrafen antreten muss, weil er an der Gesellschaft scheitert. Bis heute macht es mich betreten, wie viel durch Trauma verursachtes Leid unsere Gesellschaft und die Menschen darin plagt, während ich auf der vermeintlich guten Seite der Gesellschaft sitze. Ein Verständnis von systemischer, transgenerationaler Traumatherapie ist nicht nur therapeutisch relevant, sondern setzt auch ein tiefes Wissen über die Bedingungen menschlichen Zusammenlebens voraus. Um dieses Wissen zu verbreiten, habe ich 2020 begonnen, einen YouTube-Kanal zu betreiben. Da dieser ohne nennenswerte Resonanz blieb, startete ich einen Instagram-Blog. Mit zunehmender Dauer wurde ich Social-Media-affiner und die Followerzahlen stiegen in die Höhe. Mit den Followerzahlen kamen die ersten Buchangebote. Das Thema war klar, es konnte nur um Trauma gehen. Als Maria Schlager vom Goldegg Verlag mit mir in Kontakt trat, besprachen wir mehrere Möglichkeiten, wie ein solches Buch aussehen könnte. Obwohl wir uns fremd waren, fanden wir gleich eine gute Gesprächsbasis, und ich kam ein bisschen ins Erzählen, wie ich eigentlich zum Traumatherapeuten wurde. Ich schilderte ihr meinen langen Weg vom Schlüsselkind, das aufgrund der Selbstständigkeit der Eltern nachmittags auf der Straße in der Stadt rumhing, über eine dreizehnjährige Karriere als Türsteher mit einem Umweg über ein kurzes Anwaltsdasein bis hin zum Trauma-Psychotherapeuten.

Irgendwann meinte Maria zu mir: »Lass uns doch aus deiner Biografie ein Buch machen.« Eine Biografie über mein Leben? Mit 44? Das kam mir schon sehr gewagt vor. Wie alle Kinder, die in der Kindheit heiß gebadet wurden, habe auch ich einen kleinen narzisstischen Knall und stehe gern im Mittelpunkt, aber eine Biografie? Ich ging Tage mit der Idee schwanger und irgendwann kam mir der Satz eines lieben Menschen in den Kopf: »Los, mach!« Und es stimmt. Ich habe immer gemacht. Mal sehen, was beim Schreiben rauskommt. Auf den kommenden Seiten werde ich Sie in die Höhen und Tiefen meiner belasteten Biografie mitnehmen. Alle Tatsachen sind im Kern wahr, strafrechtlich relevante Dinge sowie einzelne Biografien sind verfremdet, um die Persönlichkeitsrechte der Betroffenen zu wahren. An der Oberfläche sieht immer alles anders aus, als es im Kern ist. Ich hoffe, mit meiner Selbstoffenbarung Verständnis für Traumatisierungsprozesse zu geben.

Während des Schreibens war mir bewusst, dass ich ein »traumatisierter« Traumatherapeut bin, der mittlerweile alle seine Wunden auf dem Schirm hat. Gleichzeitig wurde mir in der Rückschau klar, wie wenig ich bis tief in meine Dreißiger über das Leid gewusst habe, das in mir steckte. Dieses Buch soll allen Menschen mit schwerer Biografie und traumatischen Wunden, die an psychischen Erkrankungen leiden, helfen und ihnen eine Idee davon vermitteln, wie man sich aus solchen Situationen befreit und welche psychotherapeutischen Mittel es dazu gibt. Keine Generation vor uns hatte so viele Möglichkeiten zur Heilung wie unsere. Leider ist dieses Wissen noch nicht allzu weit verbreitet.

Absturz

Selbstoffenbarung

»Ich krieg keine Luft, ich krieg keine Luft, ich habe etwas im Mund stecken, das bis zum Kehlkopf geht ... ich sterbe«, schreit Petra, während sie sich mit glasigen, nach oben verdrehten Augen und steifem Oberkörper in die Rückenlehne meiner cognacfarbenen Couch drückt. Ihr langes blondes Haar fliegt gegen meine Blumentapete, welche in vielen meiner YouTube-Videos zu sehen ist. Petra wirft die Pulsatoren des EMDR-Geräts neben sich, würgt und röchelt und macht nach außen den Anschein, als würde sie jede Sekunde ersticken. Sie bäumt sich auf und greift sich mit beiden Händen an den Hals, als könne sie damit das gefühlte Ersticken verhindern. Das, was in ihrem Hals steckt, ist nicht da. Es ist ein Flashback der oralen Vergewaltigung durch ihren Großvater, die sie im Alter von sechs bis zehn Jahren ertragen musste. Die 45-jährige Bankmanagerin macht auf meiner Couch erneut den Überlebenskampf durch, den sie als kleines Mädchen kämpfen musste, wenn ihr Opa ihr das antat. Petra schreit, verdreht die Augen, wird immer röter und röchelt weiter. Sie ist völlig dissoziiert. Ihr ganzes Wesen ist nicht mehr im Hier und Jetzt, sondern in ihrem sechsjährigen Ich, welches gegen den Erstickungstod ankämpft.

Petras Zustand wird bedenklich. Ich sitze vor ihr auf einem Bürostuhl. Meine Füße sind gegen die Unterkante des Sofas gedrückt, und ich halte das Bedienelement des EMDR-Geräts in der Hand. Ich lasse es zu Boden fallen, lehne mich mit meinem Oberkörper nach vorne, während ich nach Petras rechter Hand greife. Zusätzlich packe ich sie an der Schulter. Ich drücke ihre Hand ganz fest, während ich laut und bestimmt, ja fast kommandierend, auf sie einrede. »Petra, öffnen Sie die Augen! Petra, Petra, öffnen Sie die Augen! Drücken Sie fest gegen meine Hand. Sie sind bei mir in meiner Therapiepraxis, ich bin's. Philipp Ruland, Ihr Psychotherapeut! Ich halte Sie an der Hand!« Ich halte Petras Finger umschlossen und rüttle währenddessen leicht an ihrer Schulter. Petra erwidert den Druck und öffnet ruckartig die Augen. Sie reißt erschrocken den Kopf nach hinten, an ihrem starren, entsetzten Blick kann man unschwer erkennen, was sie als Kind mitgemacht hat. Ihre Pupillen verengen sich, ihr Gesichtsausdruck wird weicher, als sie realisiert, dass ich es bin, der vor ihr sitzt.

Ich wiederhole noch mal: »Petra, ich bin es, Philipp, Sie sind bei mir in Sicherheit!« Petras Röcheln ist vorüber, ihre Augen zeigen einen unendlichen Schmerz. Sie fängt still an zu weinen. Die Tränen laufen ihre Wangen hinunter. Ich nehme wieder das EMDR-Gerät und halte Petra die Pulsatoren hin. Sie nimmt sie wortlos. Wir gehen ungefähr eine Stunde lang weiter durch die Hölle ihrer Kindheit. In dieser Stunde berichtet sie immer detaillierter, was ihr Opa ihr alles angetan hat, wie schonungslos und methodisch er sich an ihr als kleinem Mädchen vergangen hat. Ich sitze ihr gegenüber und begleite ihren EMDR-Prozess ohne viele Worte. Petra merkt, dass ich zu jedem Zeitpunkt ihr Leid ertrage und mitfühlend mit ihr durch ihre dunkelsten Stunden gehe. Gegen Ende erfährt Petra eine deutliche Erleichterung. Ich führe sie im Anschluss zur Praxistür. Sie ist sichtlich gelöst, weil ihr das EMDR Linderung gebracht hat. Im Türrahmen dreht sie sich abrupt um, sodass ich mit meinem 110-Kilo-Körper beinahe in sie hineingerannt wäre. Instinktiv gehe ich zwei Schritte zurück, um Petra nicht körperlich zu nah zu sein. Sie lächelt mich aus ihren wachen Augen an. Man sieht, wie attraktiv sie ist. Traurig denke ich für mich, wie viele Frauenjahre sie aufgrund ihrer Traumatisierung nicht hat leben können. Sie zögert kurz und setzt zu einer Frage an: »Philipp, ich arbeite jetzt schon sehr lange mit Ihnen, und ich habe jedes Mal den Eindruck, wenn wir in die Abgründe meiner Kindheit absteigen, dass Sie jedes Gefühl verstehen. Die Scham, die Not, die Verzweiflung, einfach alles. Warum können Sie das?« Ich schlucke und merke, wie ich kurz verlegen werde. Petra nimmt mit ihrem feinen Gespür für Menschen, das sie wie viele Traumapatienten schon in der Kindheit entwickelt hat, um sich vor den bedrohlichen und gewalttätigen Reaktionen ihrer Familienmitglieder jederzeit in Sicherheit bringen zu können, meine Verlegenheit wahr. Ich überlege, ob ich ihr Teile der Wahrheit über meine Biografie erzählen soll, als psychotherapeutische Selbstoffenbarung. Das ist eine Therapietechnik, bei der der Therapeut dem Patienten Begebenheiten aus seinem eigenen Leben erzählt, in der Absicht, dem Patienten begreiflich zu machen, wie er selbst diese Situation bewältigt hat, und ihm so als Rollenvorbild für die zu bewältigende Situation zu dienen. Diesen Zweck verfolgt auch das vorliegende Buch, es beschreibt die Geschichte meiner eigenen Traumafolgestörung, die ich in der Kindheit entwickelt und in mehreren langjährigen Therapien überwunden habe, um heute als Traumatherapeut Menschen zu helfen, ihre tiefsitzenden Traumata zu heilen und ein besseres Leben zu haben.

Ich merke, wie Petras Frage Schamgefühle in mir aufsteigen lässt. Diese Frage trifft den Kern meines tiefsten Geheimnisses, die Wurzel meines seelischen Leids, welches ich jahrelang nicht sehen wollte, obwohl ich alle Symptome einer komplexen posttraumatischen Belastungsstörung mit komorbider Borderline-Störung sowie einen ganzen Strauß weitere psychische Erkrankungen hatte.

Wahr wurde mein ganzes psychisches Leid an einem verregneten Spätsommermorgen im Wieslocher Institut für

Systemaufstellungen, wo ich meine letzte Selbsterfahrungsfamilienaufstellung für meine Zulassung als Systemaufsteller ablegen musste. Wahr war es schon sechs Wochen vorher geworden, während einer EMDR-Sitzung mit meinem Psychotherapeuten. Das, was diese Sitzung zutage gefördert hatte, war so beschämend und verstörend, dass ich zunächst zwei Wochen lang gar nicht über das Ergebnis sprach, mit niemandem. Das war völlig gegen meine Natur, da ich den Inhalt meiner Therapiesitzungen meist grob mit meiner Frau teilte. Nach dieser Sitzung schlich ich mich in die Wohnung und sagte nur: »Ich kann nicht darüber reden, es ist zu schlimm.« Instinktiv respektierte meine Frau Alex diesen Wunsch, ohne in ihrer sonst so eloquenten Art nachzubohren.

Ich wusste, dass ich an diesem Samstag mein Anliegen aufstellen würde, und war deshalb nervös. Zum Glück wurde ich wegen meiner guten Stellvertreterwahrnehmung häufig von anderen Teilnehmern ausgewählt, sodass ich gar keine Zeit hatte, mich mit dem seit Wochen in mir tobenden Kampf, den Schamgefühlen und dem Ekel zu befassen. Wenn ich nicht gerade aufgestellt wurde, saß ich mürrisch mit kahlrasiertem Schädel im Stuhlkreis und strahlte aus, dass mich bloß jeder in Ruhe lassen sollte. Diese Haltung unterstrich ich noch mit meiner grünen Bomberjacke, die ich fast bei jedem Anlass anziehe, um klarzumachen, dass ich von der Straße komme.

Grundsätzlich begleitet mich bis heute das dumpfe Gefühl, nirgends dazuzugehören, insbesondere nicht zur »Psycho-Szene«, obwohl ich längst ein allseits geachteter Psycho- und Traumatherapeut bin. Dieses Gefühl, nicht dazuzugehören, kennen fast alle Traumaopfer und Menschen mit schweren Biografien, die schon in der Kindheit extrem belastet waren. Traumatische und von Entwertung, Armut und Gewalt geprägte Kindheiten vermitteln einem grundsätzlich den Eindruck, falsch zu sein. Die schlimme Scham, die man in sich trägt, macht die Sache nicht besser. Meine grüne Bomberjacke ist wie eine Ritterrüstung gegen erneute Beschämung. Ich strahle immer mehr oder minder explizit aus: Tue mir nicht weh, sonst tue ich dir weh. Nie wieder will ich die Not fühlen, die ich als Kind und Jugendlicher bis ins Erwachsenenalter gespürt habe. Von meiner Innenperspektive und von meiner Reife her weiß ich längst, dass ich emotional jemand ganz anderes geworden bin, der Auftritt hängt aber noch hinterher.

Letzte Selbsterfahrungsaufstellung. Ich wollte es locker angehen lassen. Dort in Wiesloch wollte ich in keines meiner Lebensthemen tief einsteigen oder mir groß in die Karten gucken lassen. Ich brauchte den Zettel und dann nichts wie ab nach Hause.

Schließlich kam ich an die Reihe, und die Aufstellungsleiterin, eine der bekanntesten in Deutschland, fragte mich, was mein Anliegen sei. Ich saß auf einem Stuhl neben ihr, und ungefähr vierzig Augenpaare starrten mich aus einem Halbkreis an. Ich wollte abgeklärt wirken und sagte zu der Leiterin, dass ich mir gern die Beziehung zu meiner Frau anschauen würde. Die Leiterin hörte mir aufmerksam zu und fühlte sich in das ein, was ich sagte. Urplötzlich fragte sie mich, ob sie mir eine Rückmeldung geben dürfe, ihr wäre schon die ganze Zeit etwas aufgefallen. Ich bejahte ihre Frage. Ehrlich und direkt sagte sie mir auf den Kopf zu: »Philipp, ich beobachte dich jetzt schon über drei Seminartage hinweg, ich glaube, du trägst eine Angst in dir und irgendetwas, was dich tief belastet.« Ihre Worte schlugen ein wie eine Bombe, sie wirkten wie eine Kernbohrung in meine Scham. Ich versuchte, die Fassung zu wahren, aber meine Stimme brach. Ich merkte, wie mir Tränen in die Augen schossen. Ich spannte meinen Oberkörper an, und die Tränen liefen mir über die Wangen. Die vierzig Augenpaare beobachteten völlig fassungslos die Metamorphose, die sich gerade vor ihren Augen abspielte. Es brach aus mir heraus, während ich mit den Tränen kämpfte: »Ich bin in der Kindheit Opfer von

Gewalt und sexualisierter Gewalt geworden, deshalb macht mir Nähe zu Menschen ungeheure Angst.« Im riesigen Ausstellungsraum war es für eine halbe Minute still. Die Tränen liefen weiter über mein Gesicht, und ich wäre am liebsten im Erdboden versunken. Aber da ich es vor all den Zeugen ausgesprochen hatte, war es wahr geworden, welches Leid ich seit ungefähr 33 Jahren in mir trug und wie psychisch krank es mich gemacht hatte. Ich war schwersttraumatisiert.

Exkurs

Von einem Psychotrauma im engeren Sinne spricht man, wenn die Betroffene oder der Betroffene Gewalt, eine lebensbedrohliche Situation oder eine Situation erfahren hat, die bei jedem normalen Menschen zu einer tiefgreifenden Verzweiflung geführt und die eigenen seelischen Bewältigungskapazitäten bei Weitem überstiegen hätte. Man unterscheidet hier zwischen Typ-1- und Typ-2-Trauma, je nachdem, ob die Person solche Traumata einmal oder mehrmals erlebt hat. Bei der seelischen Verzweiflung, einen Autounfall erlebt zu haben, handelt es sich um ein Typ-1-Trauma, bei permanenter Kindesmisshandlung um ein Typ-2-Trauma.

Ich reiße mich von meiner eigenen Geschichte los und lenke meine Aufmerksamkeit zurück zur Patientin, die wie ich seit so vielen Jahren mit einem Typ-2-Trauma leben muss. Petra schaut mich weiter offen und freundlich an. Ich habe mich gesammelt und entgegne ihr ohne Umschweife: »Sie haben recht, ich kann mich sehr gut in das hineinversetzen, was Sie mir berichten, ich habe es selbst erlebt. Ich kenne all die negativen Gefühle, die Scham, die Angst sowie die Not, die Sie mir in unseren Sitzungen beschreiben. Ich habe lange gebraucht und viele Jahre Therapie gemacht, um mit dem Leid in mir fertig zu werden. Ich kann Ihnen versichern, Petra, so wie die Dinge liegen, wird die Reise gut für Sie zu Ende gehen.«

Petra bedankt sich bei mir für meine Ehrlichkeit, gibt mir aber zu verstehen, dass sie es schon längst gespürt hat. Gebrannte Kinder erkennen sich untereinander. Petra verschwindet in der Nacht. Ich stehe noch für einen Moment im Flur und merke, dass sich der lange Weg raus aus der Gewalt und dem Chaos gelohnt hat.

Weckruf

Kai ist ein 1,90 Meter großer Mann mit sehr athletischem Habitus, sein Kurzhaarschnitt und sein ganzes Auftreten haben etwas Militärisches an sich. Bevor ich ein Wort mit ihm gesprochen habe, ist mir klar, dass er beruflich mit Gewalt und Gefahr zu tun hat. Sein ganzes Wesen wirkt wehrhaft, obwohl er mit seinem attraktiven Gesicht auch gut als Fitness-Model durchgehen könnte. Nach zwei Sätzen offenbart er mir, dass er Polizist sei und aktuell in einem SEK seinen Dienst versehe. Kai ist total verzweifelt und zerknirscht, als er meine Praxis betritt. Trotz seiner imposanten Erscheinung hat er etwas Verletzliches an sich, seine emotionale Deckung ist unten. Mich erstaunt, dass das typisch männliche Dominanzgebaren wegfällt, das in meiner Praxis üblich ist, wenn Männer aus Gewaltberufen auf mich treffen, da man mir bis zum heutigen Tag mein langes Leben in Gewalt ansieht. Männer, die physische Gewalt erlebt und gekämpft haben, erkennen sich untereinander. Normalerweise erfolgt dann ein kurzer Abgleich über Heldentaten und kämpferische Fähigkeiten, bis man zum Tagesgeschäft übergeht. Kai ist aber zu sehr am Boden, um für männliches Balz- und Revierverhalten noch irgendeine Antenne zu haben.

Ich frage ihn, was ihn zu mir führt, als es nur so aus ihm heraussprudelt. Er sei schon länger mit seiner Frau Marion zusammen, mit der er eine kleine Tochter habe. Unumwunden gibt er zu, schon lange zu viel zu trinken, insbesondere in Stressphasen, was jedoch aufgrund seiner guten Fitness nie aufgefallen sei. Er habe auch selten einen »bösen Suff«. Seine Frau Marion habe über seine Eskapaden hinweggesehen, selbst als herauskam, dass er sich nach einer Weihnachtsfeier betrunken mit einer Kollegin in einen Streifenwagen zurückgezogen hatte.

Völlig aus dem Ruder gelaufen sei die Sache, als ein Kollege von ihm bei einem Einsatz von einem Kopfschuss getroffen wurde und vor seinen Augen starb. Seit diesem Zeitpunkt habe er Albträume, sehe permanent die Bilder, wie sein Kollege vor ihm zusammenbricht. Er habe Stimmungsschwankungen, sei furchtbar reizBar und würde grundsätzlich, wenn er dienstfrei habe, zu viel trinken. So auch an einem Samstag zwei Wochen vor unserem Gespräch, als er schon morgens angefangen habe zu trinken und bereits beim Mittagessen vollständig alkoholisiert gewesen sei. Seine Frau Marion habe ihn darauf in der Küche zur Rede gestellt und ihm unmissverständlich zu verstehen gegeben, dass er sich Hilfe suchen solle.

Darüber sei er so erbost gewesen, dass er Marion am Hals gepackt und auf sie eingeschrien habe, dass er kein Problem hätte. Marion habe völlig erstarrt dagestanden und sich nicht aus seinem Griff lösen können, völlig perplex, da er zuvor noch nie so etwas getan hatte. Er habe immer weiter geschrien, sei wie von Sinnen gewesen. Plötzlich sei seine kleine Tochter in die Küche gekommen und habe ihn mit tränenerstickter Stimme angebrüllt, dass er endlich die Mama loslassen solle. In dem Moment habe er von ihr abgelassen und sich gefühlt, als sei er aus einem schlechten Traum erwacht. Marion habe sofort die kleine Tochter gepackt, ein paar Sachen zusammengesucht und sei zu ihren Eltern geflohen. Dort sei sie bis zum heutigen Tage und habe Kai darüber informiert, dass sie nur zurückkäme, wenn er sich professionelle Hilfe suchen würde. Kai sagt mir, dass er die Situation wie einen Weckruf empfunden habe. Als er die angsterfüllten Blicke seiner Tochter gesehen habe, habe er gewusst, dass er nun was ändern müsse und mit seiner Sauferei und seinem Schmerz nicht mehr allein fertig werden könne.

Der Begriff des Weckrufs taucht tatsächlich öfters in der Psychotherapie auf. Unter einem Weckruf versteht man landläufig einen Wendepunkt in der eigenen Biografie, an dem man nicht mehr vor sich selbst weglaufen kann, sondern seiner eigenen Lebensgeschichte gegenübertreten muss. Genauer gesagt, kommt ein Punkt im Leben, an dem man gezwungen wird hinzuschauen, wie es wirklich in der eigenen Kindheit war. Aus meiner täglichen Praxis weiß ich, dass die meisten Patienten eine Vielzahl an Weckrufen vom Leben vor die Füße geworfen bekommen. Die allermeisten drücken sich zunächst davor, weil sie ungeheure Angst haben, mit dem konfrontiert zu werden, was in ihnen wirkt und wütet.

Irgendwann werden die Weckrufe so laut, dass zwei Drittel der Menschen sie ernst nehmen, das andere Drittel bleibt lieber ein Leben lang in Symptomen stecken, als sich fachliche Hilfe zu suchen. Grundsätzlich führt jeder unbearbeitete Schmerz irgendwann zu seelischen Verwerfungen, namentlich psychischen Erkrankungen.

Mein erster Weckruf kam mit Ende neunzehn, Anfang zwanzig. Es war ein warmer Sommerabend, und ich ging mit schnellem Schritt ziemlich angetrunken auf den Sankt Johanner Markt, einen beliebten Platz in Saarbrücken, der gesäumt ist von Restaurants und Kneipen, die beim ersten Sonnenstrahl im Februar schon die Außenbestuhlung aufbauen, um sie kurz vor den Weihnachtsmärkten wieder abzubauen. Ich schob mich kraftstrotzend über den vollen Platz, um in eine zum damaligen Zeitpunkt angesagte Kneipe zu gehen. Es war mein zweites Jahr als Türsteher, ich war vom vielen Krafttraining und Schwimmen extrem aufgebläht und wollte, dass jeder sieht, was ich für ein Kleiderschrank bin. Ich redete immer wieder davon, noch mal einen Boxkampf zu absolvieren, wie ich es früher gemacht hatte, aber insgeheim brachte ich die Disziplin dafür nicht mehr auf und war tief in mir drin viel zu ängstlich, um erneut ins Seilgeviert zu steigen. »Knie kaputt, OP hat leider nicht geklappt“, war meine Standardausrede. Boxen habe ich geliebt, für Wettkämpfe war ich zu weich. Der letzte K. o. hat mir den Rest gegeben. Mit viel Alkohol von der Nacht davor im Ring, das konnte einfach nicht gut gehen. Obwohl ich den Gegner anfänglich klar dominiert hatte, war ich in eine krachende rechte Gerade gelaufen und zwei Minuten später unter den Flüchen meines Trainers wieder zur Besinnung gekommen. Insgeheim war mir damals schon klar, dass ich ein Problem hatte. Sobald ich anfing zu trinken, konnte ich nicht mehr aufhören und betrank mich meist bis morgens, um dann klinisch tot ins Bett zu fallen. Mein letzter Kampf lag nun fast anderthalb Jahre zurück. Dass mein Alkoholkonsum bedenklich war, wusste ich zwar tief in mir drin, ich konnte, ja ich wollte aber nichts ändern, weil das, was ich ohne Alkohol hätte fühlen müssen, weitaus schlimmer gewesen wäre.

So marschierte ich in meiner Muskelrüstung über den Markt, aggressiv und betrunken. Ich dampfte aus jeder Pore Gewalt und Aggression aus, meine latente Angst vor Schlägereien hatte ich durch den Alkohol im Griff. Das Gute am Trinken war immer: Ich hatte keine Angst und die Gefühle wurden ruhiger. In diesem Moment hatte ich wirklich mal wieder den Eindruck, dass ich meine Trinkerei unter Kontrolle hatte und wohl kaum körperlich abhängig sei, dies hätte ich ja nach meiner letzten Alkoholkatastrophe, seit der ich abstinent gewesen war, hinlänglich bewiesen. Sie lag drei Wochen zurück.

Diese letzte Katastrophe hätte eigentlich schon mein Weckruf sein müssen, aber wie viele Süchtige und psychisch Kranke ignorierte ich den Ernst der Lage, tief in mir drin wissend, dass andere, sehr harte Dinge auf mich zukommen würden, wenn ich aufhören würde zu trinken. Es war eine Weinprobe mit ein paar Kumpels, und nach zwei Flaschen Bordeaux war ich der Meinung, noch kurz mal mit dem Auto Zigaretten holen zu müssen. Meine Jungs hatten alles versucht, mich davon abzubringen, ja sie hatten mir sogar den Autoschlüssel abgenommen. Leider waren sie so unklug, den Schlüssel nicht richtig zu verstecken, denn nach ein paar Minuten hatte ich ihn mit meinem betrunkenen Gehirn und dem unbändigen Drang zu rauchen gefunden. An die Fahrt erinnere ich mich nicht mehr, nur an den Aufprall. Ich krachte ungefähr einen Kilometer von der Studenten-WG entfernt mit meinem Zweier-Golf in eine Vorgartenmauer. Die Front meines Autos war total zerfetzt und Teile vom Motor und der Pedalerie waren so nah an meine Beine herangekommen, dass ich heute von Glück sagen kann, dass ich keine Unterschenkelamputation erlitten habe und unversehrt aus dem Wrack herauskam. Morgens bekamen meine Eltern und mein Zwillingsbruder den Anruf, dass mein Autowrack in einer Mauer hängen würde, aber kein Mensch wüsste, wo ich sei. Ich hatte Fahrerflucht begangen, mich in einem nahen Waldstück versteckt und dann bei Kumpels Unterschlupf gefunden. Als ich abends irgendwann zu meinen Eltern heimmusste, gab es entgegen jeder Erwartung keine große Moralpredigt, sie waren bei all meinen Verfehlungen immer recht tolerant. An diesem Abend waren sie schlichtweg glücklich, dass ihr Junge auf zwei Beinen in der Küche stand und es nicht noch bis auf die Autobahn geschafft hatte. Dort wäre ich mit Sicherheit umgekommen. Doch dieser Vorfall hatte mich keines Besseren belehrt.

Gut betrunken betrat ich die »In«-Kneipe, in der vorwiegend schickes Feierpublikum verkehrte, Champagner trank, House-Musik hörte und sich grundsätzlich für etwas Besseres hielt. So kam es mir zum damaligen Zeitpunkt jedenfalls vor.

Obwohl ich aus einer Anwaltsfamilie mit bildungsbürgerlichem Hintergrund stamme, fühlte ich mich und fühle mich bis heute in der feineren oder besseren Gesellschaft unwohl. Objektiv gab es schon damals keinen Anlass dafür, da ich im zweiten Semester Jura studierte und ein passables Abitur abgelegt hatte.

Das Gefühl, sich fehl am Platz, ausgeschlossen oder nicht zugehörig zu fühlen, gehört zur Biografie meiner Mutter, die aus ärmsten Verhältnissen stammt und sich von ganz unten hochgearbeitet hat, um meinen Vater, Sohn eines Juristen aus einer Wirtschaftsministerfamilie, zu heiraten. Die Familie meines Vaters, insbesondere meiner Großmutter väterlicherseits, behandelte meine Mutter zeitlebens wie ein »Aschenputtel«. Meine Mutter war ein einfaches Mädchen vom Land, Tochter einer entwurzelten, gewalttätigen Näherin, die in den Dreißigerjahren aus ihrer Schneiderlehre geflogen war, weil sie, so ist es überliefert, im Atelier der hochanständigen Schneidermeisterin eine Ménage-à-trois mit zwei Männern des Reichsarbeitsdienstes durchgeführt hatte, um ihnen die Pause bei der Konstruktion des Westwalls zu versüßen. Meine Oma mütterlicherseits umgab immer der Ruf eines leichten oder gefallenen Mädchens. Ihre letzte Rettung wegen ihres schlechten Rufs war ein siebzehn Jahre älterer Heimatvertriebener aus Ostpreußen, mein Großvater, der all sein Hab und Gut im Osten verloren hatte. Es war keine Liebeshochzeit zwischen den beiden gewesen. Das Einzige, was meine Großmutter für meine Mutter übrighatte, war Verachtung vom ersten Tag ihrer Geburt an. Verachtung war das, was meine Mutter zeitlebens am meisten erfahren hatte, sei es durch ihre Mutter, die Bildungsbürgertöchter auf dem humanistischen Gymnasium, die sie wegen ihrer schäbigen Kleidung geringschätzig behandelten, oder die Jura-Kommilitoninnen, die sie für ihre Schönheit hassten und sie verspotteten, weil sie beim Uni-Buchhändler die Toiletten putzte. Ihr Außenseitergefühl übertrug sich per Muttermilch auf mich.

Da stand ich nun in der Schickimicki-Kneipe zwischen den Söhnen und Töchtern der Menschen, die sich früher über meine Mutter lustig gemacht hatten. Ich hatte keinerlei Zugehörigkeitsgefühl zu dieser Gesellschaft. Meine Türsteher-Jungs und die Menschen aus meinem Boxverein waren mir deutlich näher.

Ich schob mich durch die Menge, rempelte viele Leute an und kam am Tresen zum Stehen, wo mich Paul und Andreas, das »hippe« Betreiber-Duo mit kritischem, leicht angewidertem Blick empfingen. Sie waren in einer Zwickmühle. Sie wussten beide, dass es einen Doktor-Jekyll- und einen Mister-Hyde-Philipp gab. Grundsätzlich hatten sie für mich als Mensch nichts übrig, genauso wenig wie ich für sie. Aber da ich zur Nachtleben-Szene zählte und sie es genossen, an langen Warteschlangen in den angesagten Clubs, in denen ich damals schon arbeitete, vorbeigewinkt zu werden, ertrugen sie meine Mister-Hyde-Präsenz am Tresen. Ich bestellte mir einen Wodka Lemon, den ich gierig in mich hineinschüttete. Mit jedem Schluck, den ich trank, wurde ich innerlich angstfreier und fühlte mich größer und größer. Ich sah mich um und sah lauter »gelackte Feierleute«. Ich schützte meine innere Unsicherheit durch meinen dumpf aggressiven Blick, der jedem signalisierte, dass ich jederzeit bereit war, Ärger anzufangen. Keiner erwiderte meinen Blick, schon gar nicht die jungen Frauen in meinem Alter. Ich hatte es drei Wochen lang geschafft, nichts zu trinken, aber der Streit mit meiner Freundin, einer zwei Jahre älteren Blondine, die im Inneren genauso versehrt war wie ich und mich ständig eifersüchtig machen wollte, hatte mir den Rest gegeben. So schlimm kann es nicht werden, dachte ich mir, als ich mit einigen Kumpels zwei Stunden vorher ein paar Drinks in einer WG nahm.

Ich war innerlich total angespannt und wütend und versuchte, das Gefühlschaos aus Furcht, meine Freundin könnte mich betrügen, aus Wut, Traurigkeit und Scham in den Griff zu bekommen. Neben mir am Tresen waren zwei Plätze frei. Instinktiv mieden mich die Menschen, weil sie die Aggression in mir bemerkten und einen weiten Bogen um mich machten. Der zweite Wodka Lemon war bestellt und ich kippte ihn runter wie Wasser nach dem Sport.

Plötzlich ließ sich auf dem Hocker neben mir Leon nieder. Leon war ein 43-jähriger Schönling, schulterlanges lockiges Haar, muskulöser Oberkörper, den er jederzeit in seinen engen Muskel-Shirts präsentierte. Von Beruf war er Fotograf, lebte aber eher von den Zuwendungen seines vermögenden Vaters. Er gehörte zu einer Clique von Kindern aus gutem Haus, die allesamt an ihren Studienzielen gescheitert waren und unter dem Vorwand irgendwelcher Alibijobs und »Projekte« das Vermögen ihrer gutmütigen Eltern verjubelten. Sie waren alle Anfang oder Mitte dreißig, Leon war mit 43 der Älteste. Seine Clique hatte es sich zum Spaß gemacht, meine Freundin regelmäßig auf Champagner einzuladen und ihr vorzuschlagen, mit ihnen nach München ins *P1* zu fahren, natürlich nur, wenn ich nichts dagegen hätte. Ganz oft kam sie dann heim, wenn sie mit dieser Clique unterwegs gewesen war, und erzählte mir, was das doch alles für großartige Männer seien und welche Möglichkeiten sie ihr bieten würden. Ich war 21, sie war 23, und eine Truppe dreißigjähriger Männer machte sich einen Spaß draus, zwei Kinder mit Selbstwertmangel gegeneinander auszuspielen. Leon grinste mich von der Seite an und zog genüsslich an der dicken Cohiba, die er im Mund hatte, drehte dann den Kopf nach vorn und atmete grinsend den Rauch Richtung Tresen aus. Dann drehte er wieder den Kopf, warf mir einen verächtlichen Blick zu und rauchte weiter. Sein Blick, so glaubte ich in meiner damaligen Versehrtheit klar zu erkennen, sagte: »Deine Kleine ficke ich auch noch!«

Ich merkte, wie die Wut über diese Geringschätzung unkontrollierbar wurde. Ich sprang von meinem Hocker, riss ihn zur Seite und trat mit einem Frontkick Leon den seinen unter dem Arsch weg. Er stürzte nach vorne und krallte sich am Tresen fest, damit er nicht zu Boden ging. Der rechte Haken, den ich hinterher schlug, verfehlte sein Ziel und ich passte auf, dass ich nicht in das Hocker-und-Leon-Gewirr vor mir stolperte. Ehe ich ihm eine linke Gerade in die Visage hauen konnte, sprangen Tina, eine Kellnerin, die mit mir in einer anderen Disco arbeitete, sowie die zwei Besitzer dazwischen und schrien: »Raus Philipp, raus hier!« Tina hielt mit beiden Händen mein Gesicht, während alle drei an mir hingen und mich zum Ausgang bugsierten, ohne zu stark zu drücken, weil sie keine weitere Eskalation wollten. Tina redete die ganze Zeit auf mich ein, dass ich doch gar nicht so wäre und dass das alles nicht zu mir passen würde. Tina, die meinen wahren Kern kannte, sorgte dafür, dass ich nicht anfing, auf alles einzuschlagen, was sich um mich herum bewegte. Vor dem Eingang angekommen, ließen sie mich los, schauten angespannt. Keiner sprach ein Hausverbot aus. Tina zischte noch wie eine Lehrerin, die gerade wütend auf einen Schüler ist, den sie eigentlich gut leiden kann: »Mensch Philipp, muss das immer so eskalieren?!“ Ich drehte mich auf dem Absatz um und verschwand grußlos in der Nacht. Leon wagte es später nicht mehr, mir auch nur ansatzweise in die Augen zu schauen oder spöttisch zu lachen.

Dass ich den anderen massive Angst eingejagt und so einen »Gangster-Auftritt« hingelegt hatte, gab mir einen Kick. Ich fühlte mich für einen Moment so, als hätte ich alle Demütigungen und Beschämungen, die seit jeher in mir wohnten, zum Stillstand gebracht. Ein kurzes Gefühl, nicht kläglich zu sein, nicht Opfer zu sein. Ich freute mich insgeheim schon darauf, wie meine Freundin mich mit erstickter Stimme damit konfrontieren würde, dass ich einem aus ihrer P1-Clique die nackte Angst in die Augen gezaubert hatte.

Stark angetrunken, mit Tunnelblick und dem Gefühl, unzerstörbar zu sein, lief ich Richtung *Number One*. Dieses Lokal war eine Institution in Saarbrücken, die einzige Nobeldisco, die die Stadt je besessen hat. Sogar Roger Moore soll dort schon zu Gast gewesen sein. Zum damaligen Zeitpunkt war ich in diesem Lokal noch nicht als Türsteher beschäftigt, aber viele der Jungs, mit denen ich in anderen Diskotheken unter der Woche arbeitete, machten dort am Wochenende die Tür. Der Chef-Türsteher war Idris, ein Schwarzer von der Elfenbeinküste, den ich seit meiner Jugend kannte, da er mit meinem Bruder und mir zusammen Karate gemacht hatte. Bei Idris gab es zwei Aggregatszustände. Es gab einen Idris, der viel Testosteron versprühte und aussah wie ein Mini-Mike-Tyson. Legendär war sein Auftritt, als eine Horde Franzosen aus der Banlieue das *Number One* stürmen wollten. Idris riss sich das T-Shirt vom Leib und jeder konnte seine Muskelberge sehen, die perfekt von dem Stuhlbein in seiner Hand ergänzt wurden. Der Aufforderung, näher zu kommen, kam dann keiner mehr nach. Idris war Inhaber der Sicherheitsfirma, für die ich damals arbeitete.

Als ich vor der Disco ankam, standen Idris, Emanuel und Bamouni vor der Tür. Sie alle waren Schwarze und kamen entweder aus dem Senegal oder von der Elfenbeinküste. Sie unterhielten sich grundsätzlich auf Französisch. Emmanuel arbeitete mit mir in einer anderen Diskothek. Er war im normalen Leben Kfz-Mechaniker und reparierte regelmäßig meinen alten Zweier-Golf, der bei meiner Trunkenheitsfahrt sein Ende gefunden hatte. Seine große Leidenschaft gehörte den Frauen, und viele von uns fragten sich, ob er in seiner Werkstatt mehr Frauen beglückte oder Autos reparierte. Er war ein ungeheuer humorvoller Mensch, und ich erinnere mich heute noch gern an die unzähligen Stunden, in denen wir uns vor irgendwelchen Diskotheken über seine Frauengeschichten schlapp lachten. Ich steuerte auf die Jungs zu, und man merkte mir an, dass ich schon gut getankt hatte. Idris empfing mich mit den Worten: »Du bist ganz schön besoffen und ich hab gehört, dass du in der Stadt schon Ärger gemacht hast?!« Er umarmte mich freundschaftlich, in seinem Blick war zu sehen, dass es ihm nicht wirklich recht war, dass ich ins *Number One* wollte. Emmanuel und Bamouni umarmten mich deutlich freundlicher, lachten aber auch, weil ich sichtlich angetrunken war.

»Mach dir keine Sorgen, ich werde anständig bleiben und keinen Ärger machen«, sagte ich zu Idris, der mich an der Schulter packte und an der Kassiererin Linda im Vorraum vorbeischob, die mich freundlich grüßte.

Ich ging die Treppe hinauf, grüßte hier und dort. Da ich seit zwei Jahren in der angesagtesten Studentendisco arbeitete, vor der sich jeden Dienstag bis drei Uhr morgens eine hundert Meter lange Schlange bildete, und ich mit meinen Jungs darüber entschied, wer reinkam und wer nicht, war ich mittlerweile im Saarbrücker Nachtleben bekannt. Dies brachte mir viel Sympathie ein, aber auch viel Feindschaft, insbesondere bei den Menschen, denen wir konstant den Zutritt verwehrten. In Saarbrücken waren zum damaligen Zeitpunkt mehrere Jugendgangs am Start, die meist in Zugstärke in Diskotheken einfielen und den ganzen Laden zerlegten, wenn der Abend nicht das gewünschte Resultat brachte. Mit vielen dieser Jungs bin ich auf der Straße groß geworden. Es bestanden alte Feindschaften und Rivalitäten, die dadurch noch verstärkt wurden, dass ich darüber entschied, wer wo eingelassen wurde und wer nicht.

Insgeheim war jeder Auftritt als Zivilist in der Stadt eine enorme Bedrohung für mich. Wäre ich abends in ein paar Jungs von der Jugendgang hineingerannt oder hätten andere ältere Milieugrößen einmal überprüfen wollen, was ich wirklich so draufhatte, hätte es wohl düster ausgesehen. Zum damaligen Zeitpunkt war ich zwar physisch ungeheuer fit und prügelte mich oft, aber eine Auseinandersetzung mit richtigen Verbrechern oder Leuten, denen es egal war, ob sie mehrere Jahre ins Gefängnis gingen, konnte ich nicht liefern, dafür war ich innerlich zu weich. Im Endeffekt war ich ein Jurastudent aus gutem Haus und nur bedingt ein Straßenschläger. Um diesen Makel wusste ich. Mit Alkohol ließ sich die Angst vor großen Auseinandersetzungen, insbesondere allein auf weiter Flur, besser im Griff halten. Eine meiner größten Befürchtungen zum damaligen Zeitpunkt war, in einer Schlägerei mit irgendwelchen bedeutenden Leuten richtig verhauen zu werden und in weiterer Folge in der ganzen Szene als Waschlappen zu gelten. Dies hätte sich direkt zu der ungeheuren Scham gesellt, die ich noch aus meiner Kindheit in mir trug.

Ich hatte den Hauptraum mit der Tanzfläche betreten und ging schnurstracks zu der großen Bar, die rechts von der Tanzfläche lag. Äußerlich war ich im Terminator-Modus. Innerlich war ich angespannt und ängstlich, weil ich spürte, dass ich zum jetzigen Zeitpunkt schon nicht mehr in der Lage war, eine körperliche Auseinandersetzung zu führen. Ich bemerkte, dass viele Milieugrößen da waren, und auch ein paar Jungs, die zu der Jugendgang gehörten, mit der ich mich schon seit Beginn der Pubertät herumschlug. Am Tresen angekommen, erkannte ich die Bedienung, mit der ich in irgendeiner Diskothek schon einmal zusammengearbeitet hatte. Es folgte ein kurzer Austausch von Nettigkeiten und oberflächlichen Floskeln. Für den Liter Wodka Lemon, den ich mir ab diesem Zeitpunkt in den Kopf gießen würde, musste ich so gut wie nichts bezahlen. Der Abend nahm seinen Lauf, ich trank weiter. Dumme Gespräche mit irgendwelchen Leuten. Der zaghafte Versuch, mit Mädels ins Gespräch zu kommen, die aber meinen bedrohlichen »Aggrohabitus« abstoßend fanden. Meine innere Angst und Anspannung, maskiert von meinem aggressiven Gesichtsausdruck, schufen eine unüberbrückbare Distanz.

»Alter, alles klar, noch fit?«, fragte ein Typ, der plötzlich neben mir stand und ein paar Schattenbox-Bewegungen in meine Richtung machte. Ich kannte ihn von irgendwoher, wusste aber nicht wirklich, wer er war, und machte sogleich den Idioten mit. Ich schlug zwei linke Gerade nach ihm und überbrückte die Distanz, um scherzhaft andeutend mehrere Körperhaken auf seinen Bauch zu feuern. Ich stürzte fast in ihn hinein und merkte, wie betrunken ich war. Es war das übliche Suff-Gelaber mit der gegenseitigen Versicherung, wie gefährlich und männlich man doch sei. In meinem Kopf tobte ein Sturm. Ich wusste, dass ich de facto wehrlos war. Ich wusste, dass in mir ein kleiner Junge steckte, der nichts anderes wollte als seine Ruhe und heim. Auf der anderen Seite der Größenwahn, der wütende junge Mann, der nie wieder Opfer sein und vor niemandem mehr auch nur einen Meter zurückweichen wollte. Egal was kommt. Nie wieder Opfer. Nie wieder Scham.

Plötzlich stand Selim neben mir, ein ungefähr vier Jahre älterer Mann, der im weitesten Sinne zu der Jugendgang gehörte, die mir das Leben schwer gemacht hatte. Er selbst war

Kind türkischer Einwanderer und nicht wie die anderen aus der Gruppe in die Kriminalität abgerutscht. Er hatte meines Wissens nie bei irgendwelchen Sauereien mitgemacht. Andererseits war er immer dabei, wenn es darum ging, Stärke zu zeigen. Mutig war er allemal und als Fußballer, der regelmäßig Krafttraining machte, auch physisch stark. Er war deutlich nüchterner als ich, der ich in meinem Suff anfing, ihn grundlos massiv zu beleidigen. Bis heute fehlt mir die Erinnerung, was ich genau gesagt habe oder warum ich überhaupt mit ihm Ärger angefangen habe. Bis zu diesem Abend hatten wir niemals miteinander Probleme gehabt oder waren uns in die Quere gekommen. Sein Fehler war, dass er zu den falschen Leuten gehörte. Mein Fehler war, dass ich so voll war, dass ich kaum noch stehen konnte.

Augenzeugen berichteten mir später, dass Selim wegen meiner Beleidigung direkt angefangen hatte, auf mich einzuprügeln. Ich soll mich in meinem Suff noch mannhaft gewehrt haben, obwohl ich mir heute nicht vorstellen kann, dass ich überhaupt noch irgendwas an Selim getroffen habe. Es entwickelte sich eine Schlägerei, die über den ganzen Sitz-Bereich hinter der Bar ging und irgendwann in einer Sitzecke endete, wobei Selim über mir kniete und mir das Gesicht grün und blau schlug.

Das Erste, woran ich mich erinnere, ist der schreiende Idris über mir, der mir eine Ohrfeige verpasste und mich mit Bamouni nach draußen schleppte. Immer wieder fragte er mich besorgt auf Französisch: »Qu'est-ce que tu as fabriqué là? Mais pourquoi ce bordel? Le mec est sympa?« (»Philipp, was hast du da gemacht? Warum hast du dich mit dem Typen geprügelt? Der ist doch ganz in Ordnung.«)

Sie kamen mit mir im Vorraum der Diskothek zum Stehen. Idris schrie immer weiter auf mich ein. Ich wusste selbst nicht so recht, was gerade passiert war. Ich hatte Tränen in den Augen und schämte mich zu Tode. Bamouni, mit dem ich später noch viele Jahre arbeiten würde, nahm mich die ganze Zeit in Schutz. Idris schubste mich ein paar Mal, dann kam noch der Geschäftsführer hinzu und drückte sein Missfallen aus, dass ich als Angestellter von Idris in ihrem »Vorzeigeladen« so eine Scheiße angerührt hatte. Ich hatte immer noch Tränen in den Augen und versuchte, die Fassung zu bewahren. Irgendwann meinte Idris, ich solle mich verpissen und am Montag ins Büro kommen. Wir müssten uns über den Schaden unterhalten. Bamouni und Emmanuel sagten mir ganz betreten auf Wiedersehen. Ich schleppte mich raus auf die Straße, ging hundert Meter, um dann auf einem Begrenzungspoller weinend zusammenzubrechen. Wenige Minuten später stieg ich in ein Taxi, fuhr zu meinem Elternhaus, stürmte in das Schlafzimmer meiner furchtbar erschrockenen Eltern, die in das blutverschmierte, von Rotz verzierte und zerschlagene Gesicht ihres Sohnes schauten und aus meinem Gestammel versuchten herauszuhören, was kurz vorher passiert war. Ich war völlig von Sinnen, brabbelte durch die Gegend, bekam kaum gerade Sätze heraus und brach irgendwann auf dem Teppichboden vor dem Bett zusammen. Von dort lallte ich meiner Mutter entgegen: »Mama, ich kann nicht mehr, ich brauche Hilfe, das überleb ich sonst nicht.«

Als ich am nächsten Tag unter Höllenkopfschmerzen die Augen in dem blau-schwarzen Klumpen öffnete, der mein Gesicht war, wusste ich zunächst nicht, wo ich war und was passiert war, bis wenige Sekunden später das beißende Schamgefühl einsetzte, alles verloren und sich bis ans Ende aller Tage blamiert zu haben. Jeder Versuch, mich innerlich von der Scham abzulenken, machte sie nur schlimmer. Ich schlich um meine Eltern herum, aber es fand kein Dialog statt. Ihre Hilflosigkeit traf auf meine ungeheure Scham. Wir tranken Kaffee zusammen. Mein zerstörtes Gesicht wurde nicht weiter diskutiert.

Am Montagmorgen musste ich bei der Gastrofirma antreten, für die ich arbeitete. Ich war furchtbar nervös, als ich zum Frühstückstisch kam. Meine Eltern waren schon weg. Auf dem Teller lag eine handschriftliche Notiz meiner Mutter.

Auf dem Zettel stand:

Dr. Roberto Fernando Tannchen

Telefon: …

Meine Mutter hatte den Ernst der Lage verstanden. Nach der Nummer mit dem zerstörten Golf waren die Einschläge immer nähergekommen. Ich musste etwas tun, wenn ich weiterleben wollte. Der nächste Unfall oder die nächste Schlägerei würden womöglich tödlich enden.

Roberto Fernando Tannchen

Das Gespräch in der Firma lief erstaunlich gut. Ich wurde zwar noch ein paar Minuten fertiggemacht, insbesondere von Idris, aber nachdem ich das zerstörte Mobiliar von meinem Lohn bezahlt hatte, wurde über die Sache großzügig hinweggesehen, da ich in der Regel gute Arbeit leistete. Dem Gelächter in der Stadt konnte ich entgehen, da ich zu diesem Zeitpunkt öfters am Wochenende in der Nachbarstadt Saarlouis arbeitete und Selim nicht so sehr in der Szene verkehrte. Die Scham nagte jedoch in mir konstant weiter.

Heute, als Psychotherapeut, erhalte ich wöchentlich Mails von irgendwelchen Eltern, die für ihre schon erwachsenen Kinder Psychotherapie-Termine bei mir ausmachen wollen. Mein erster Reflex ist immer, in mich hineinzumurmeln: »Wie unselbstständig! Die (oder der) ist doch volljährig.« In diesem Moment muss ich aber über mich selbst schmunzeln und gewähre, sofern ich Therapiekapazitäten habe, den Eltern den Wunsch, einen Termin für ihr Kind auszumachen, weil ich selbst keinen Deut besser war. Nachdem meine Mutter mir die Adresse von Roberto auf den Tisch gelegt hatte, habe ich mich nicht getraut, dort anzurufen, und habe meine Mutter inständig gebeten, mir diesen ersten Schritt abzunehmen. Auf der einen Seite war ich ein aggressiver Muskelberg, der sich abgesehen von gewissen Rückschlägen zunehmend im Nachtleben einen Namen machte, auf der anderen Seite war ich ein verletztes Kind, das sich so schämte, dass es nicht mal bei einem Therapeuten anrufen und einen Termin ausmachen konnte.

Exkurs

Dies ist ein Phänomen, das ich bei vielen meiner Patienten, insbesondere bei meinen Traumapatienten, beobachte. Von daher kann ich gut erklären, wo damals die große Divergenz in meiner Person herkam. Einen guten Ansatz liefern hier die verschiedenen Teilemodelle der Psychotherapie. Das wohl bekannteste ist das Modell des inneren Kindes, das auf die amerikanischen Psychologinnen Erika Chopich und Margarete Paul zurückgeht und im deutschsprachigen Raum durch Stephanie Stahl populär wurde. Andere Teilemodelle sind beispielsweise das Modus-Modell und das Ego-State-Modell aus der Schematherapie. Allen Modellen ist die Grundannahme gemeinsam, dass jeder Mensch verschiedene Anteile in sich trägt, die unterschiedlich entwickelt sind und verschiedene Reife- und Integrationsgrade haben. So kann ein erwachsener Manager auf der Arbeit total kompetent, effizient und sogar dominant sein, aber in der Beziehung zu seiner Ehefrau eher in die Rolle eines unterwürfigen Kindes fallen, weil jedes Setting einen anderen Persönlichkeitsanteil anspricht. Tritt er seiner Frau gegenüber, befindet er sich womöglich in dem Modus »kleiner, hilfloser Junge«, der in der Interaktion mit seiner Mutter entstanden ist, nie nachgereift ist und auch keine Integration durch den kompetenten Manager-Anteil in sich erfährt. Diese Anteile stellen oft Lösungsversuche für erlittene Kindheitstraumata oder Schwierigkeiten in der Kindheit dar, andere Anteile gehören zur beruflichen oder partnerschaftlichen Realität. In meinem konkreten Fall war in mir ein nicht ausgereifter, beschämender Kindesanteil, der ab der Pubertät von einem gewalttätigen, bedrohlichen Schlägeranteil überdeckt wurde, dessen einzige Aufgabe es war, nicht mehr Opfer zu sein.

Meine Mutter hatte mir damals den Gefallen getan, für mich anzurufen. Und so parkte ich wenig später meinen neuen Zweier-Golf, der genauso aussah wie der alte, am Straßenrand im Villenviertel unserer Stadt, in dem nur große Bürgerhäuser aus dem letzten Jahrhundert standen. Ich machte die Hausnummer ausfindig, die meine Mutter mir mitgeteilt hatte, mit der Bemerkung, ich solle ums Haus herum in die Einliegerwohnung gehen.

Die Gebäude in diesem Viertel waren unfassbar schön, und ich wunderte mich insgeheim ein bisschen, dass ein Psychotherapeut in einer so wohlhabenden Gegend wohnen und arbeiten konnte. Als ich das Jurastudium antrat und zaghaft den Wunsch äußerte, Psychotherapeut zu werden, hatte mein Vater mir klargemacht, dass man als solcher kein Geld verdiene und Psychotherapeuten sonderbare Menschen seien. Ich kam vor der Einliegerwohnung zum Stehen. Die Haustür war sehr schön gearbeitet. Allein der Hauseingang versprühte bürgerlichen Wohlstand. Ich drückte auf die Klingel, auf der Dr. Tannchen stand.

Die Schließanlage brummte laut und ließ die schwere Jugendstiltür aufspringen. Aus der Gegensprechanlage forderte eine Stimme mit deutlich spanischem Akzent mich auf: »Ein Momentchen, bitte in die Wartezimmer! Ich werde gleich bei Ihnen sein.« Ich betrat den kurzen Eingangsflur der Einliegerwohnung und bemerkte die schöne Einrichtung. Ich ging direkt in das links liegende Wartezimmer und dann kam der zweite Satz aus der Sprechanlage. »Bitte schließen Sie die Tür hinter sich.« Ich wartete ein paar Minuten, bis ich im Flur die freundliche Stimme ein paar Sätze sagen hörte, auf die eine Frau antwortete. Ich hörte, wie die Haustür ins Schloss fiel und dann jemand in der Wohnung umherlief. Plötzlich wurde die Tür schwungvoll aufgerissen, und ein südamerikanisch aussehender Mann Mitte vierzig mit lockigem Glatzenkranz und randloser Brille betrat den Raum. Er sah in seinem Sakko aus wie die südamerikanische Version des klassischen Psychotherapeuten, wie man ihn aus Filmen kennt. Er legte den Kopf in den Nacken, sah mich durchdringend an und sagte: »Ah, Sie sind Philipp Ruland, Ihre Mutter hat angerufen, hallo!« Ich begrüßte ihn leicht verschüchtert und kam seiner Geste, ihm zu folgen, nach. Wir betraten seinen Behandlungsraum, der ebenso geschmackvoll eingerichtet war wie der Flur. Überall standen grüne Pflanzen, dazwischen mehrere alte Schränke und Sekretäre. Auf der rechten Seite des Raumes befand sich eine typische Analytiker-Couch, in der der Therapeut im Über-Kopf-Setting mit dem Patienten arbeitet. Er dirigierte mich jedoch zu den zwei Clubsesseln, die links im Raum bei einem kleinen Couchtisch standen. »Bitte setzen Sie sich.«

Ich setzte mich und hatte sofort das Gefühl, angekommen zu sein. Ich wusste nicht, warum, aber irgendwie spürte ich, dass es der Moment meiner Erlösung war. Der

Moment, an dem ich anfangen konnte, über den Schmerz, die Verzweiflung, die Angst und alles Mögliche, was in mir steckte, reden zu können. Mir wurde bewusst, dass ich schon ganz lang auf diesen Augenblick gewartet hatte und froh war, dass ich nun auf diesem Sessel Platz nehmen konnte. Ich werde diesen Tag nie vergessen. Er hat sich in mein motorisches und emotionales Gedächtnis eingegraben. Er war eine Zäsur in meinem Leben, der Anfang von etwas, was mein Leben bis heute grundlegend verändert hat. An den Inhalt der ersten Sitzung kann ich mich heute nicht mehr erinnern, sie liegt 23 Jahre zurück. Ich weiß nur, dass Roberto mich mit seinem unnachahmlichen südamerikanischen Akzent über fünfzig Minuten befragt hat, warum ich zu ihm komme und was mein Anliegen sei. Im Laufe unserer Gesprächsreihe würden wir acht Jahre in zwei verschiedenen Praxen zusammen verbringen und er würde zu einer der prägendsten Figuren in meinem Leben werden, vielleicht sogar diejenige, die durch ihr beharrliches An-mir-Festhalten mein junges Leben gerettet hat. In meiner ersten Krankheitsphase von 1999 bis 2009 war ich nie direkt suizidal, aber mein exzessiver, aus dem Ruder laufender Lebenswandel hatte öfters dazu geführt, dass ich um ein Haar ums Leben gekommen wäre. Die Begegnung mit Roberto gab mir ein tiefes Verständnis davon, wer ich bin, und einen Halt, der mich trotz meiner tiefen Wunden im Leben weiterkommen ließ. Das, was Roberto mit mir in den acht Jahren unserer Therapie betrieben hatte, war als tiefenpsychologische Psychotherapie etikettiert, abgekürzt TP. Eigentlich betrieb er aber etwas, was man heute als »Reparenting« oder auf Deutsch »Nachbeelterung« beschreiben würde, das heißt Roberto wurde über die Jahre wie ein Ersatzvater oder Ersatzerwachsener für mich, der mir mein Leben und mein Leid auf besondere Art und Weise erklärte.

Exkurs

Häufig fragen mich Leute auf meinen Social-Media-Kanälen, was denn die beste Methode oder die beste Technik zur Heilung von psychischen Erkrankungen oder Traumafolgestörungen sei. Mittlerweile ist der Markt und das Wissen über psychotherapeutische Behandlungstechniken sehr groß, und es gibt eine Vielzahl an Methoden, deren Wirksamkeit statistisch belegt ist. Das Allerwirksamste an einer Psychotherapie ist allerdings die Therapeuten-Patienten-Beziehung, d. h. was Patienten am meisten hilft, ist die gute Beziehung, die zwischen Patienten und der Therapeutin oder dem Therapeuten aufgebaut wird. Nichts ist so wichtig wie das Zustandekommen dieser heilenden Beziehung. Schaffen es der Psychotherapeut und der Patient nicht, miteinander in eine gute, tiefe Beziehung zu treten, hilft auch die beste Technik nicht. Die Aufgabe des Therapeuten ist es, die Beziehung so zu gestalten, dass der Patient dort Halt und Nähe findet, ohne dass die Grenzen zu einer normalen Beziehung verschwimmen. Jeder Therapeut hat seinen eigenen Stil und nicht jeder Therapeut passt zu jedem Patienten. Ein Therapeut kann noch so gut in seiner Behandlungstechnik sein, schafft er es nicht, seinen Patienten tief im Inneren zu berühren, dann hilft sein Wissen nicht. Zum Beispiel versagte die Psychoanalyse mit ihrem Über-Kopf-Setting (der Psychoanalytiker sitzt hinter dem liegenden Patienten, der den Therapeuten nicht sieht) bei Persönlichkeitsstörungen sowie schweren Traumafolgestörungen, da die meisten Patienten sich in diesem Therapie-Setting erneut ausgeliefert fühlten. Leider ist es bis heute so, dass in fast allen Therapieschulen und an allen Instituten verschiedenste Therapietechniken vermittelt werden, aber selten der authentische Beziehungsaufbau zum Patienten selbst. Dies hängt auch damit zusammen, dass die meisten Therapieschulen eine sehr oberflächliche Selbsterfahrung anbieten, und die Psychotherapeuten in Ausbildung selten genau wissen, wer sie selbst sind, und auch wenig Therapieerfahrung haben. Hier gilt die Gleichung: Je tiefer ein Mensch in seine Geschichte eingedrungen ist, desto besser kann er mit anderen in Beziehung treten. Wenn man sich also aufgrund einer psychischen Erkrankung auf Therapieplatzsuche macht, so schwer diese allein schon ist, empfiehlt es sich immer zu schauen, dass die Therapeuten-Patienten-Beziehung passt. Fühlt man sich bei einem Therapeuten nicht gut aufgehoben und angenommen, dann wird in der Regel die ganze Therapie nichts. Es gilt der Grundsatz: Beziehung vor Technik.

Unsere erste Sitzung kam langsam zum Ende, und ich merkte, dass ich hier am richtigen Ort war. Die Stundenabschlüsse waren eigentlich immer gleich. Irgendwann klingelte es, Roberto drückte auf den Knopf der Gegensprechanlage, die schon damals mit Kamera ausgestattet war, und sagte immer den gleichen Satz: »Guten Tag, ein Momentchen, bitte in die Wartezimmer, ich bin gleich bei Ihnen.«

Am Sitzungsende war er immer schnell fertig, wenn etwas unbeantwortet blieb, verwies er auf die nächste Stunde und stand auf. So auch beim ersten Termin. Er erhob sich, reichte mir die Hand, zog mich damit fast aus dem Sessel und ging Richtung Tür. Plötzlich hielt er kurz inne und sagte zu mir: »Ah, eine Sache ist noch sehr wichtig! Sie müssen mir einen kleinen Aufsatz über Ihre Lebensgeschichte schreiben, was schwer für Sie war und wie Sie Ihre Familie, Ihre Eltern und die Leute, die mit Ihnen in einem Haus gewohnt haben, erlebt haben.« Ich wollte noch ein paar Fragen stellen, aber ich war schon im Vorraum und Roberto hielt mit einem breiten Grinsen die Tür auf. »Bis zum nächsten Mal … Tschüss, Tschüss!«

Ich stand vor der Tür. Das war also meine erste Therapiesitzung gewesen.

Diagnosen

»Roberto, können Sie mir sagen, worunter ich leide?« Roberto wich aus, er gab mir keine konkrete Antwort. Auf seiner Rechnung, die er handschriftlich verfasste, stand eine Diagnose, die keine ist. *Psychoneurose.* Nachdem ich weiterbohrte, antwortete er schließlich doch: »Philipp, Sie sind ein Mensch mit einer Geschichte, keine Diagnose, ich werde nicht irgendwas auf Sie draufkleben, was Sie nur noch mehr verunsichert. Wir arbeiten hier schön und Sie werden sehen. Es wird besser werden!“ Ende der Durchsage. Anfang 2002 war man noch arztgläubiger, und ich merkte, dass er es gut mit mir meinte. Er legte nach und sagte: »Immer dieser Blödsinn, alles in Schubladen stecken zu wollen.«

Jahre später saß ich in der Praxis von Peter N., er war mein zweiter Therapeut, vom Typ her ganz anders als Roberto. Er war fast 1,90 Meter groß, schlank und mit jeder Faser seines Körpers ein Öko. Er trug oft dicke Schafwollpullis und irgendwelche überdimensionierten Pantoffeln aus nachhaltiger Produktion. Seine Leidenschaft gehörte dem Buddhismus. Er ging regelmäßig in irgendwelche Schweigeretreats. Obwohl er vom Buddhismus und dessen Lehren angetan war, ging es in der Therapie recht weltlich zu. Unsere Beziehung war freundlich distanziert, hatte nicht die Tiefe und die Vertrautheit, die in der Beziehung zu Roberto gewachsen war. Das brauchte ich aber zu diesem Zeitpunkt auch nicht mehr. Ich war mittlerweile approbierter Psychotherapeut. Also ein Kollege. Peter N. ließ sich jedoch voll auf meine Geschichte, meine Widersprüche und die ganze Gewalt in meiner Biografie ein, ohne mir einmal das Gefühl zu geben, deswegen komisch oder zweifelhaft zu sein.

Es war eine der ersten Sitzungen unserer Langzeit-Traumatherapie. Peter N. hatte gerade den Antrag dafür eingereicht.

Wir redeten ein bisschen, und plötzlich packte mich aus dem Gespräch heraus die Neugier und ich fragte Peter N., ob ich meinen Langzeitantrag lesen könnte, da ich mir noch nie richtig Gedanken darüber gemacht hätte, welche Diagnosen mir gestellt worden waren.

Exkurs

Im deutschen kassenärztlichen Versorgungssystem muss jede Langzeittherapie bei einem Gutachter begründet werden und es muss ein ungefähr drei- bis vierseitiges Gutachten erstellt werden, das beschreibt, wie belastet der Patient ist. Auch muss darin begründet werden, warum eine Langzeittherapie von 36 Stunden, die um weitere zwanzig Stunden ausgedehnt werden kann, sinnvoll ist. Befindet man sich im Bereich der Traumatherapie geht es eigentlich immer Richtung Langzeittherapie. Gerade die Behandlung der komplexen posttraumatischen Belastungsstörung (KPTBS), also ein Störungsbild, das häufig mit viel Gewalt, Beschämung oder sexualisierter Gewalt in der Kindheit assoziiert ist, braucht meist einen großen Behandlungsumfang. Traumatherapie benötigt immer Zeit, da die Wunden, die durch immer wiederkehrende Traumatisierung geschaffen werden, lange brauchen, um auszuheilen.

Peter N. erhob sich grinsend aus seinem Sessel und sagte: »Natürlich können Sie Ihren Bericht lesen, aber seien Sie nicht böse über das, was ich da geschrieben habe.« Ich grinste zurück und entgegnete: »Natürlich nicht, ich kann das als Kollege gut nehmen.« Er ging an den Schrank und zog eine Handakte heraus, aus der er einen typischen vierseitigen Kassenbericht hervorholte. Da ich mittlerweile selbst solche Gutachten schrieb, war es für mich ein lustiges Gefühl, zu wissen, dass hier die Rollen verdreht waren und ich der Inhalt eines solchen Gutachtens war. Er drückte mir die Seiten in die Hand, und ich begann zu lesen.

Symptomatik und psychischer Befund: Herr R. stellt sich am 25. 01. 2016 zu einer ambulanten Therapie in meiner Praxis vor. Der muskulös wirkende Patient gibt an, unter Lebensüberdrussgedanken, Hypochondrie, Ängsten und Depressionen zu leiden. Diese vor dem Hintergrund einer belasteten Biografie, die seit seiner Kindheit schwierig gewesen sei und in seinem Erwachsenenleben durch eine Beschäftigung als Türsteher, die über dreizehn Jahre gedauert hat, noch zusätzlich belastet worden sei. Er habe viel Gewalt erlebt. Er wisse nicht mehr ein noch aus, er sei permanent von Todesangstanfällen geplagt und wisse nicht, wie es in seinem Leben noch weitergehen solle …

Psychischer Befund: Der sportlich gekleidete Patient erscheint regelmäßig zu den Sitzungen. Er ist in der Lage, dem roten Faden des Gesprächs zu folgen. Es fällt direkt auf, dass Herr R. innerhalb von Sekunden zwischen rüder »Gossensprache« und bürgerlicher Hochsprache wechselt, als sei er zwei verschiedene Personen. Sein Denken ist von permanenter Todesangst bestimmt.

Diagnosen: komplexe PTBS, Depressionen, Hypochondrie, schädlicher Gebrauch von Alkohol (vollabstinent), Panikattacken.

Es war das erste Mal, dass ich – selbst schon Fachmann – schwarz auf weiß mein Leid und die daraus resultierenden Diagnosen beschrieben sah. Das Gutachten war auf den Punkt gebracht, es war sachlich und präzise. Trotzdem war ich etwas erstaunt, dass mich Peter N. fast als zwei Personen in einer wahrnahm. Ich fragte unumwunden: »Herr N., ist das so krass, dass ich zwei Anteile in mir habe, die derart verwirrend sind?« Peter N. entgegnete sofort: »Herr Ruland, ich kenne keinen anderen Menschen, mit dem man sich in der einen Minute so gut über Literatur und menschliche Befindlichkeiten unterhalten kann, der dann aber in der anderen wirkt, als wäre ein Schalter umgelegt, und redet, als hätte er sein ganzes Leben auf der Straße verbracht. Im Prinzip stimmt das auch, Sie haben parallel in zwei Lebenswelten gelebt, in der akademischen Welt als Jura- und später Psychologiestudent und die ganze Zeit nebenbei als Türsteher und im Boxmilieu, das sind normalerweise Welten, die schwer zu vereinen sind.«

Keine Aufarbeitung ohne Rückblick

Brennpunktschule der Achtziger (Moltke)

Doch zurück zu Roberto und unserer ersten Therapiesitzung. Seine Aufgabenstellung beim Gehen machte mir Kopfzerbrechen. Was sollte ich über meine Lebensgeschichte schreiben? Als ich um die Jahrtausendwende anfing, bei Roberto eine regelmäßige Therapie zu machen, war mir meine Biografie noch nicht so bewusst, wie sie es heute ist. Von dem Unheil, das wirklich in unserer Familie stattgefunden hatte, konnte ich erst siebzehn Jahre und eine Therapie später berichten. Trotz allem konnte ich Roberto schon damals einen guten Abriss über unser Familienklima und die Bedingungen, die in der Familie herrschten, geben.

Eigentlich begann meine Geburt schon mit einem Bindungstrauma. Ich habe nämlich einen Zwillingsbruder. Da wir neun Wochen zu früh auf die Welt kamen, wurden wir direkt nach der Geburt getrennt, kamen beide in Brutkästen und durften unsere Mutter kaum sehen. Diese Situation war wahrscheinlich für uns und unsere Mutter sehr belastend. In den späten Siebzigerjahren schenkte man solchen »Bindungskleinigkeiten« keine Beachtung.

Exkurs

Dass Vorgänge rund um die Geburt heute zum Teil als Trauma für Mutter und Kind gesehen werden, gehört zu den neuesten Erkenntnissen der Traumatherapie und zeigt sich in der Praxis recht häufig. Das Wort »Geburtstrauma« ist mittlerweile in aller Munde und ich sehe in meiner Praxis häufig Frauen, die ein solches Trauma erlebt haben. Nirgends ist eine Frau so ausgeliefert und so voller Angst wie bei der Geburt eines Kindes. Geht das medizinische Fachpersonal hier grob oder sogar übergriffig vor, liegt schnell ein behandlungsbedürftiges Geburtstrauma vor. Solche Traumata zeigen sich immer wieder, wenn man mit Frauen wegen anderer Störungen über traumatische Belastungen in ihrer Biografie spricht.

Kurz nach der Geburt getrennt, durfte ich schon vier Tage später mit meiner Mutter das Krankenhaus verlassen, mein Zwillingsbruder blieb noch weitere sechs Wochen im Spital. Bis auf die Vorgänge rund um meine Geburt gab es anfangs bei Roberto über die ersten fünf Jahre meines Lebens nichts Gravierendes zu berichten. Ich wurde wie oben schon erwähnt in eine Juristenfamilie hineingeboren, meine Eltern waren beide Anwälte. Auch mein Großvater väterlicherseits war schon Jurist gewesen. Zu Hause galt der Grundsatz: Man ist nur eine ernstzunehmende Person, wenn man Jura studiert. Dieses Credo hatte mein Großvater, der aus einfachsten Verhältnissen kam, ins Familienstammbuch geschrieben. Er hatte es weit gebracht, von einem Halbwaisenjungen zu einem saarländischen Wirtschaftsminister und späteren Bundestagsabgeordneten.

Auf der Seite meiner Mutter sahen die Verhältnisse weit weniger rosig aus. Hier gab es die ganze Bandbreite an menschlichen Abgründen. Mein Großvater mütterlicherseits war ein ostpreußischer Heimatvertriebener, der alles Hab und Gut in den Kriegswirren verloren hatte und irgendwann als Gefangener an der deutsch-französischen Grenze gestrandet war. Da traf er auf eine gefallene Frau, meine Großmutter, die wahrscheinlich schwersttraumatisiert ihre Gewalt gegen alle Menschen richtete, die ihr nahe waren. Zuallererst gegen meine Mutter. Über die Biografie meiner Großmutter ist wenig bekannt. Die Eckdaten, die ich sammeln konnte, zeichnen das Bild einer Frau, der man Schlimmes angetan hatte und die ihre erlebte Gewalt ungefiltert weitergab. Meine Mutter wurde schon als kleines Mädchen Opfer ihrer Grausamkeit. Mutters Erzählungen über diese Zeit sind erschreckend. Sie wurde verbrüht und mit Gegenständen geschlagen, ihr Martyrium war oft so schlimm, dass sogar Anfang der Fünfzigerjahre die Nachbarn meinen Großvater darauf ansprachen. Dieser zuckte nur hilflos mit den Schultern.

Besonders eingeprägt hat sich mir die Geschichte, als meine Mutter wegen eines gebrochenen Arms in ein nahegelegenes Krankenhaus musste. Nicht nur, dass meine arme Mama zu Fuß dorthin ging, weil die Zeiten einfach noch andere waren. Nein, meine Großmutter packte noch den Handfeger in ihre Tasche, mit dem sie kurz vor der Arztvisite meine Mutter im Patientenbad prügelte, damit sie bei der Untersuchung bloß nicht weinte. Ich möchte mir heute als Therapeut nicht den Anblick dieses kleinen, gequälten Mädchens im Behandlungszimmer vorstellen. Von Beginn bis zum Ende der Therapie mit Roberto konnte ich diese Erzählungen familiärer Gewalt nie richtig in Bezug setzen. Roberto nahm sie zur Kenntnis, ging aber, wahrscheinlich aufgrund eines damals noch weit verbreiteten Mangels an traumatherapeutischer Ausbildung, nicht weiter darauf ein.

Exkurs

Ende der Neunzigerjahre steckte die Traumatherapie in Deutschland noch in den Anfängen, insbesondere das Wissen über transgenerationale Traumatisierung. Eine seriöse traumatherapeutische Arbeit erfordert immer transgenerationale Arbeit, damit der Patient versteht, welches Leid seit Generationen in seiner Familie weiterwirkt. Begreift ein Patient, dass sein Leid Teil einer generationsübergreifenden Dynamik ist, erleichtert das häufig den Heilungsprozess. Diese transgenerationale Perspektive habe ich in der Arbeit als Familienaufsteller gefunden. Familienaufstellungen sind heute ein unverzichtbarer Bestandteil meiner traumatherapeutischen Arbeit, weil sie genau beleuchten, wann und wo das Leid in die Familien gekommen ist und welche Wirkung es auf die einzelnen Familienmitglieder hat. In meiner Arbeit als Traumatherapeut gilt der Grundsatz: Keine Traumatherapie ohne systemische Perspektive, keine Traumatherapie ohne Familienaufstellung.

Meine ganze Kindheit war vom Kontakt mit einer schwer traumatisierten Mutter geprägt. Seit ich denken kann, erzählte sie meinem Bruder und mir, wie beschwerlich ihr Leben gewesen sei und was sie im Leben alles hatte erdulden müssen. Sie berichtete von der Ablehnung, die sie als Kind auf dem Mädchengymnasium in der Stadt erlebt hatte, und wie sie dort mit alten, abgetragenen Kleidern die Schule hatte besuchen müssen. Von den Demütigungen, die durch die besseren »Bürgerstöchter« auf der Universität weitergingen und ihren Höhepunkt fanden, als sie anfing, mit meinem Vater auszugehen, der aus einer der besseren Familien der Stadt stammte. Meine Großmutter väterlicherseits konnte es nicht ertragen, dass ihr mittlerer Sohn mit einer Frau aus »einfachsten Verhältnissen« ausging. Die Ablehnung und die erlebte Gewalt durch die eigene Mutter nahmen jedoch den zentralen Platz ein. Immer wieder schilderte sie, in welchen Varianten ihre Mutter sie misshandelt und gequält hatte. Unzählige gemeinsame Familienessen waren von Schilderungen des Leids meiner Mutter geprägt. Ihre Familie war der einzige Ort, wo sie von ihrem Unglück erzählen konnte. Der einzige Ort, wo ihr biografisches Leid gewürdigt und sie nicht beschämt wurde. Ohne es zu wollen, machte sie mich und meinen Bruder schon als kleine Kinder zu ihren Psychotherapeuten. Es gab zu diesem Zeitpunkt noch kein Instagram oder YouTube, wo eine junge schwersttraumatisierte Frau hätte erkennen können, dass ihre Kinder der falsche Ansprechpartner für ihre extrem belastete Biografie waren. So wurde ich schon früh Traumatherapeut, ohne es zu wollen. Das stundenlange Hören der schweren Lebensgeschichte meiner Mutter schulte mein Verständnis für das Leid traumatisierter Frauen. Es wurde irgendwann selbstverständlich, ihr zuzuhören. Nach und nach wurde ich zum immer engeren Vertrauten meiner Mutter und hatte sogar zeitweise eine engere Beziehung zu ihr als mein Vater. Diese verdrehten Rollen taten wohl keinem im System gut.

Exkurs

Das Phänomen, dass Kinder in Familien von schwer traumatisierten Menschen eine stützende Funktion übernehmen, nennt man Parentifizierung. Parentifizierung beschreibt die Rollenumkehr zwischen Eltern und Kind.

Das Kind übernimmt psychosoziale Stützfunktionen, es wird zum Beispiel – wie in meinem Fall – zum Psychotherapeuten gemacht und verliert somit ein Stück seiner kindlichen Unbeschwertheit. Eltern, die parentifizieren, tun dies meist nicht absichtlich, da sie aufgrund ihres erlebten Leids oft nicht über die Empathie verfügen, zu erkennen, was sie tun, wenn sie ihrem Kind die Helferrolle aufbürden. Ebenso führt die Parentifizierung systemisch gesehen zu einer Unordnung in der Familie, da das betroffene Kind auf einem falschen Platz steht und nicht weiß, ob es nun Kind oder Erwachsener ist. Häufig zieht das Kind noch die Rivalität des gegengeschlechtlichen Elternteils auf sich, sodass es in einem Dilemma aus nicht selbstgeschaffener Selbstüberhöhung und Einsamkeit feststeckt. Parentifizierung gilt heute als Sonderform des emotionalen Missbrauchs.

Paradoxerweise lebte meine Oma so gut wie immer in unserem Haus. Obwohl sie meiner Mutter so viel Gewalt angetan hatte, schaffte diese es zeitlebens nicht, von ihr loszukommen, und vertraute ihr erstaunlicherweise sogar ihre beiden Kinder, mich und meinen Zwillingsbruder, an. Ab der sechsten Lebenswoche war unsere Großmutter mütterlicherseits mit unserer Pflege und Fürsorge betraut. Meine Mutter musste als selbstständige Anwältin wieder in der Kanzlei meines Vaters mitarbeiten. Roberto griff diese Tatsache während unserer acht Jahre dauernden Therapie nur einmal auf, indem er in irgendeinem Gespräch, bei dem es um meine Diagnosen ging, den Satz in den Raum stellte:

»Man muss auch bedenken, dass Ihre gewalttätige und bösartige Großmutter schon ganz früh in dem Haus mitgelebt hat.«

Der erste Moment, von dem ich selbst sagen würde, dass ich psychisch auffällig war, kam in der ersten Klasse und würde mich mit seinen Langzeitwirkungen bis zur Ablegung der Psychotherapeuten-Prüfung begleiten. Die Grundschule, in der mein Bruder und ich eingeschult wurden, lag in einem der Problemviertel unserer Stadt. Überdurchschnittlich viele Sozialleistungsempfänger, schon in den Achtzigern ein recht hoher Migrationsanteil, niedriges Bildungsniveau. Die Straße, die durch das Viertel führte, hieß Moltkestraße. In Saarbrücken sagte man kurz »Moltke«, da wusste jeder, was gemeint war. Mein Bruder und ich waren wie schwarze Schafe auf dieser Grundschule im sozialen Brennpunkt. Ausstaffiert wie Anwaltskinder in Polohemden und kurzen Shorts mit Kniestrümpfen fielen wir unter den damals schon konstant Jogginghose tragenden Kindern auf. Warum unsere Eltern uns in diese Schule schickten, bleibt mir bis heute ein Rätsel. Eigentlich hätten wir uns jede Schule in Saarbrücken aussuchen können, da wir im benachbarten Frankreich wohnten und keinem Schulsprengel zugeteilt waren. Ich bin mir bis heute nicht sicher, ob es der Weltfremdheit oder der Bequemlichkeit meiner Eltern geschuldet war, dass wir die halbe Zeit unserer Kindheit in so einem Viertel verbrachten. Rückblickend bin ich dankbar dafür, da es dort zwar rüde, aber ehrlich und bodenständig zuging. Ohne jegliche bürgerliche Falschheit.

Die ersten zwei Schuljahre bekamen mein Bruder und ich zwar häufig Schläge von den Straßenkids, mit der Zeit gewöhnten wir uns aber daran. Als uns unser Vater mal wieder vor der Schule ablud und wir uns mit tränenerstickter Stimme beschwerten, dass ein gewisser XYZ uns immer wieder verhauen würde, gab unser alter Herr uns einfach den guten Tipp, dass wir ja schließlich zu zweit und so immer im

Vorteil seien. Plötzlich dämmerte es uns und wir setzten uns ab diesem Zeitpunkt immer gemeinsam gegen unsere jeweiligen Peiniger durch. Bald hatten wir Ruhe. So ging Vatersein in den Achtzigern.

Das große Problem waren zum damaligen Zeitpunkt aber nicht die vielen sozial auffälligen Kinder, die kaum eine Chance hatten und von denen das ein oder andere mittlerweile schon mehrere Jahre im Gefängnis gesessen hat, sondern meine enormen Lern- und Rechtschreibschwierigkeiten, die sich keiner so richtig erklären konnte.

Ich kann mich noch an den schlimmsten Tag meines ersten Schuljahres erinnern, als wäre es eben erst passiert. Plötzlich saß ich in diesem Raum, ich wusste nicht, was ich da sollte. Ich fühlte mich fremd und stierte die ganze Zeit aus dem Fenster. Dieses Aus-dem-Fenster-Starren hat sich bei mir bis heute tief eingeprägt. Dieses Sich-starr-auf-irgendeinen-Punkt-Konzentrieren und das Nach-und-nach-die-Realität-um-sich-Verschwindenlassen beherrschte ich schon damals bis zur Perfektion. Von jetzt auf gleich sollten wir ein Heft aufschlagen und irgendwas, was der Lehrer diktierte, hineinschreiben. Ich wusste nicht, wie mir geschah, schaute hilfesuchend um mich, verlor den Anschluss, wurde panisch und kritzelte irgendwas vor mich hin. Mein Zwillingsbruder kam mit dieser Aufgabe blendend klar. Mit Rückgabe des erstens Diktats war ich zum Problemfall geworden. Der Text in dem kleinen Schulheftchen war knallrot und wurde unten von einer roten Sechs abgerundet. Herr L., mein Klassenlehrer, war sichtlich entsetzt, er hätte mit allem gerechnet, aber nicht damit, dass eines der wenigen Akademikerkinder in seiner Klasse so einen orthografischen Totalschaden verursachte.

Herr L. war ein Pädagoge der alten Schule, mit einem guten Herzen, aber der Feinfühligkeit der Fünfziger- und Sechzigerjahre. Machte man zu viel Scheiß, packte er einen beim Kopf, drückte einem hinter jedes Ohr einen Daumen und hob einen hoch. Danach war klar, dass man keinen Scheiß mehr machen würde. Gesteigert wurde dies nur noch dadurch, dass er einen am Hautlappen über dem Kehlkopf packte und die Hautfalte einfach herumdrehte. Das machte er nie ohne Grund, sondern immer dann, wenn die Meute zu übermütig wurde. Grundsätzlich war er nie besonders sprachsensibel, wenn er Schüler zu besseren Leistungen motivieren wollte. Einer seiner Lieblingssätze war die Formulierung: »Du bist so dumm wie ein Asko-Brot.« (Mit Asko war eine damalige Warenhauskette gemeint.) Herr L. bestellte direkt meine Eltern in die Schule, die extrem besorgt waren, weil einer ihrer Söhne komplett in Orthografie versagte, während der andere die einzige fehlerfreie Arbeit in der Klasse abgeliefert hatte. Für meinen Vater gehörten korrektes Deutsch und gute Orthografie genauso dazu wie ein Jurastudium nach dem Ablegen des Abiturs. Es war schlichtweg keine Option, dass sein Sohn Rechtschreibschwierigkeiten hatte. Und er wollte sich auch gar nicht mit diesem Thema auseinandersetzen müssen, da er als selbstständiger Rechtsanwalt andere Dinge zu tun hatte, als darüber zu wachen, ob sein Filius Ulli mit einem oder zwei l schreibt.

Für meine Mutter lagen die Dinge anders. Schulbildung und Bildung im Allgemeinen waren der Ausweg aus ihrer Misere gewesen. Der Beengtheit ihres gewalttätigen und lieblosen Elternhauses hatte sie dadurch entkommen können, dass sie sehr intelligent war und ihre Volksschullehrerin alles dafür getan hatte, meine Großmutter davon zu überzeugen, meine Mutter auf ein Gymnasium zu schicken. Meine Oma war dem nur mit Widerwillen nachgekommen. Eine Gymnasialausbildung bedeutete für sie, dass die »nutzlose Fresserin« noch länger die Beine unter ihren Küchentisch stellen würde. Eine Ausbildung zur Verkäuferin wäre ihr sicherlich lieber gewesen, dann hätte sie schneller noch weniger arbeiten müssen. Meine Großmutter hielt es nie lang an einem Arbeitsplatz aus. Manchmal wurde sie rausgeworfen oder kündigte von selbst, weil ihr regelmäßige Arbeit nicht lag. Einmal verlor sie eine gut dotierte Stelle als Haushälterin, weil sie eine Kollegin des Diebstahls bezichtigte und dieser Butter in die Tasche gesteckt hatte, damit man sie überführen konnte. Bei diesem gewagten Manöver war sie jedoch beobachtet worden. Ganz außer Frage stand, dass meine Mutter ihre ganze Gymnasialzeit über meiner Großmutter bei diversen Putzstellen und im Haushalt helfen musste. Meine Mutter erkannte ihre einzige Chance und nutzte sie verbissen. Auf dem altsprachlichen Gymnasium, auf dem sie war, war sie trotz ihrer fast bildungsfernen Herkunft meist die Klassenbeste und der Liebling vieler Lehrer, was ihr das Missfallen und die Ablehnung ihrer Klassenkameradinnen sicherte. »Schon beachtlich, was du als Kind einer Putzfrau leistest«, war noch eine der netteren Aussagen.

Die Tatsache, dass einer ihrer Söhne nun zum orthografischen Problemfall wurde, machte ihr Angst und triggerte ihre eigenen Schamgefühle, die sie während der Kindheit entwickelt hatte. Mit dem ersten roten Heft war die Unbeschwertheit meiner Kindheit vorbei. Keiner fragte, warum ich immer aus dem Fenster stierte und so geistesabwesend war. Die Diagnose war schnell gefunden: visomotorische Störung, Legasthenie.

Die Lösung des Problems bestand darin, mich nachmittags mit so viel Aufwand wie möglich nachzuschulen. Die Prozeduren waren zum Teil entwürdigend. Von der ersten Grundschulklasse an musste ich bis zu vier Stunden am Nachmittag Deutsch und Rechtschreibung üben, egal ob Ferien oder Schulzeit, was nach und nach zu immer mehr Konflikten mit meiner Mutter und dann auch mit meinem Vater führte. Eines musste auf jeden Fall gesichert werden, nämlich dass der Junge aufs Gymnasium geht. Der Preis, den ich dafür zahlte, war hoch. Bei der Einschulung war ich noch ein schlanker, blonder Junge gewesen, gegen Ende der vierten Klasse war ich zwar groß, hatte aber konstant zwanzig

Kilo Übergewicht, welches mir bei jeder Schuluntersuchung vor Augen geführt wurde. Besonders gern erinnere ich mich an eine Dame vom Gesundheitsamt, die uns in einem Nebenraum der Schule untersuchte und vor allen Mitschülern sagte, wie fett und speckig ich doch sei und dass man jetzt dringend was machen müsse. Da meine Nachmittage fast jeden Tag vier bis fünf Stunden Lese- und Rechtschreibtraining beinhalteten, dreimal in der Woche in einem Nachhilfe-Institut und zweimal mit meiner Mutter, blieb wenig Zeit für Sport. Diese Prozeduren lernte ich mit der Zeit hinzunehmen, die anfänglichen Schreiduelle mit meiner Mutter legten sich. Es wurde Usus, dass mein Kummer von meiner Großmutter und meiner Mutter mit Bergen von Schokolade und Salamibroten getröstet wurde. An Sport oder eine andere Freizeitbeschäftigung wäre nicht zu denken gewesen. Das Einzige, was zählte, war, dass ich aufs Gymnasium kam. Diese nachmittägliche Dauerbeschulung entfernte mich innerlich von meiner Mutter, weil ich merkte, dass sie es in ihrem Eifer, mich zu einem guten Schüler zu machen, völlig übertrieb. Immer wieder hatten wir lautstarke Auseinandersetzungen, an deren Ende sie meistens heulend zusammenbrach und mich anschrie, was noch aus mir werden solle. Das Schlimme an diesen Auseinandersetzungen war, dass sie abends immer brühwarm meinem Vater erzählte, was mittags an Schreiereien gelaufen war. Wahrscheinlich aus Angst und völliger Hilflosigkeit. Es lief immer gleich ab. Mein Vater kam gegen sechs oder sieben aus der Kanzlei nach Hause. Ich war eigentlich ein ausgesprochenes Vaterkind und freute mich, ihn zu sehen. Meine Mutter empfing ihn im Hausflur zur Garage mit einer Grabesmiene, die so leidend war, dass mein Vater sie gar nicht hätte übersehen können, selbst wenn er blind gewesen wäre. Hilflos wegen des verzweifelten Gesichtsausdrucks meiner Mutter ging er immer, ohne zu fragen, was wirklich passiert war, auf mich los und brüllte oder schimpfte mich zusammen.

Häufig redete er auch mehrere Tage nichts oder wenig mit mir. Dies gab mir innerlich ein furchtbares Gefühl des Alleinseins, zumal ich meinen Vater sehr mochte.

Durch den regelmäßigen Drill verlor ich ein Stück weit die Beziehung zu beiden Eltern und meine Kindheit. Mein Bruder, der keine Lernschwierigkeiten hatte, stand nicht so im Fokus des Interesses und war oft außen vor, was unsere eigentlich gute Beziehung belastete. Keiner von den Erwachsenen aus den Helferprofessionen (Kinderärzte, Nachhilfelehrer und andere) fragten sich, warum ich immer so verträumt und unaufmerksam war. Heute weiß ich, dass es dissoziative Phänomene waren. Ein Kind, das Lernschwierigkeiten hat, kann unter Umständen traumatisiert sein und nach außen, wie der Volksmund sagen würde, wie ein »Hans Guck-in-die-Luft« wirken.

Exkurs

Unter Dissoziation versteht man die Desintegration von verschiedenen körperlichen und geistigen Prozessen. Dissoziation ist zunächst ein natürliches Phänomen, das nichts anderes beschreibt als die Aufspaltung von verschiedenen körperlichen und geistigen Abläufen. Jeder Mensch dissoziiert, wenn er Tagträume hat oder beim spannenden Film seinen Harndrang nicht mehr spürt. Dissoziation ist aber auch ein Phänomen, das bei Traumatisierungen vorkommt und dazu dient, dass das Opfer nicht den ganzen Schrecken des Geschehens auf einmal spürt. So kann es passieren, dass ein Mensch, der vergewaltigt wird, sich von außen dabei zusieht, was man landläufig als Depersonalisation bezeichnet.

Kinder, die schlimme Dinge erleben, dissoziieren häufiger, da sie Übung darin haben, sich aus schlimmen Situationen einfach herauszunehmen.

Ansonsten war die Grundschulzeit in der Moltkestraße absolut prägend. Sie vermittelte meinem Bruder und mir ein Gefühl für die Straße und eine andere Sozialisation. Normale Anwaltskinder gehen in bürgerlichen Vierteln zur Schule und haben meist Kontakt zu Kindern aus dem Besitz- oder Bildungsbürgertum. In der Moltkestraße waren ein paar Akademikerkinder, aber auch viele Arbeiterkinder und Kinder aus Sozialhilfefamilien. So lernten wir früh einen anderen Umgang und eine andere Sprache. Es wurde geprügelt, gelacht, gestört, aber es war herzlich und ehrlich. Ich kann mich noch gut erinnern, als ich irgendwann in der ersten Klasse heimkam und meine Eltern ganz unschuldig fragte, was denn um alles in der Welt ein Wichser sei. Die Verlegenheit meiner Eltern über dieses Wort merkte ich zum damaligen Zeitpunkt nicht, sehr wohl merkte ich mir aber, dass sie sich aus der Nummer herauswinden wollten. »Philipp, der Junge, der das Wort Wichser benutzt hat, hat das falsch ausgesprochen. Er wollte sagen, dass es sich dabei um einen Fixer handelt. Das ist ein armer Mensch, der leider drogensüchtig ist.« Mit diesem netten Umframing versuchten meine Eltern, aus der Geschichte rauszukommen. In den vier Jahren Grundschule näherten wir uns mehr und mehr dem Auftreten der Arbeiterkinder an, wir lernten, Dialekt zu reden, und hatten nicht mehr viel mit den zwei kleinen Jungs in karierten Shorts und zitronengelben Lacoste-Hemden vom ersten Grundschultag gemeinsam. Die Nachmittagsbeschulung war trotz ihres hohen Preises erfolgreich, ich bekam mit Ach und Krach die Empfehlung fürs Gymnasium.

Wilde Jungs

Schlossgymnasium. Kaderschmiede des Saarbrücker Bildungsbürgertums. Vorwiegend linksintellektuell und protestantisch. Im Jahr 1989 wurden mein Bruder und ich Schüler am Schlossgymnasium, das weiß ich noch genau, weil im selben Jahr ein Mädchen aus der ehemaligen DDR in unsere Klasse kam. Der erste Schultag war Erfolg versprechend. Moltke ließ grüßen. Ein Junge aus der Nachbarklasse rempelte mich an und drückte mir einen dummen Spruch. In der Moltke machte man so etwas nicht ungestraft. Ich haute ihm direkt auf die Schnauze. Seine Mütze flog weg, er heulte. Käse gegessen, aus meiner Sicht. Doch am Schlossgymnasium galten andere Regeln. Ich musste sofort zum Direktor, einem Typ mit einem Kopf wie ein Keiler, ein Pädagoge der alten Schule vor 68, der meinen Onkel kannte. Er brüllte so laut, dass mir direkt die Tränen in die Augen schossen. Ich stand stramm und ließ das Geschrei über mich ergehen. Ich war sichtlich eingeschüchtert. Danach verstand ich, dass man sich am Schlossgymnasium nicht einfach so ohne Konsequenz auf die Schnauze haut. Nachdem der Kanonendonner abgeklungen war, wies er mich darauf hin, dass ich aus einer guten Familie käme, weil er meinen Onkel kennen würde, und dass das sicherlich ein Versehen gewesen sei. Neue Zeiten. Die ganze Schulzeit bis zum Abitur würden mein Bruder und ich auf der Schule den Ruf haben, uns nichts gefallen zu lassen. Wir hatten einen anderen Stallgeruch als die meisten Kinder auf der Schule, wir waren ein Paradoxon. Auf der einen Seite Kinder aus einer konservativen Anwaltsfamilie, auf der anderen Seite die Kleinen aus der Moltkestraße. Im Unterricht lief es so weit gut, bis auf meine Orthografie. Die hat sich bis zum Schreiben dieses Buches nicht verbessert. Der Spruch »Wenn die vielen Fehler nicht wären, hättest du sicherlich eine Eins« würde mich meine ganze Karriere begleiten. Die fünfte und sechste Klasse verliefen manierlich. Wir hatten gute Lehrer und benahmen uns anständig. Die meiste Zeit jedenfalls.

Valentina sitzt auf meinem Sofa, ist voll tätowiert und eine außergewöhnliche Erscheinung. Ihre langen, pechschwarzen, glatten Haare reichen ihr bis zum Po und ihre gemachten Nägel sehen aus wie Macheten. Sie wirkt wie eine furchteinflößende Walküre mit gertenschlanker Taille, die in krassem Widerspruch zu ihrer Oberweite steht. Wenn man sie sieht, weiß man bereits, dass sie entweder Tattoo-Model, Pornodarstellerin oder Escort-Girl ist. Letzteres ist der Fall. Wir verstehen uns gut. Die Jahre als Türsteher und das Aufwachsen im Boxmilieu lassen uns eine gemeinsame Sprache sprechen, die für unsere Therapie wichtig ist.

Sie ist raus aus dem Milieu und arbeitet jetzt in der Kosmetikbranche. Je mehr sie in der Therapie zu sich kommt, desto unverständlicher scheint es für sie zu sein, dass sie im Nachtleben und Escort-Milieu gelandet war. Eines wird jedoch schnell klar. Nach ihr wurde nie viel gefragt. In einer Sitzung sagt sie zu mir: »Ruland. Im Prinzip war ich ab zwölf mir selbst überlassen. Wir hingen auf der Straße rum, kifften, tranken und keiner hat nach mir gefragt.« Valentina war sichtlich traurig über diesen Befund, da sie eigentlich »aus gutem Hause« kam, aber ihre Eltern sich wenig bis gar nicht um sie gekümmert hatten.

»Ich war ein richtiges Schlüsselkind.«

Das Wort »Schlüsselkind« trifft mich, weil es bei uns mit Eintritt in die Pubertät so ähnlich war. Unsere Grundschulzeit und die ersten zwei Jahre auf dem Gymnasium waren noch von kindlicher Unbeschwertheit geprägt gewesen. Wir wurden von unseren Eltern von der Schule abgeholt und verbrachten die Nachmittage in dem kleinen französischen Dorf, in dem wir wohnten, ohne viele Freunde zu haben, weil die Franzosen uns ablehnten – die Folgen des Zweiten Weltkriegs waren noch deutlich zu spüren. Mein einziger Spielkamerad und bester Freund war mein Zwillingsbruder, sonst hatten wir nicht viele Kontakte, weil es ein enormer Aufwand war, ins benachbarte Frankreich zu kommen. An die ständige Lernerei hatte ich mich gewöhnt, an das Dicksein, verursacht durch den großen Kummer, weniger.

In unserer ganzen Stufe machte sich die Pubertät breit, und mit Beginn der siebten Klasse hörten wir Metal, Punk und fingen heimlich an, in der großen Pause zu rauchen. In der Raucherecke standen immer die schönsten und coolsten Mädchen, das war Grund genug, sich ein Päckchen Lucky Strike zu kaufen und sich dazuzustellen. Unsere ganze Schule war links. Es gehörte zum guten Ton, Palästinenserschals zu tragen und mit den Autonomen zu sympathisieren. Es war klar, dass mein Bruder und ich uns die Haare wachsen ließen und Metal-T-Shirts trugen. Die schwarzen Doc Martens mit rotem Schnürsenkel waren Pflicht. Im Sommer davor waren wir noch Jungs gewesen, die man kaum unter die Dusche bekam. Jetzt duschten wir uns dreimal am Tag und sprühten uns permanent mit Deo ein, um den Mädels zu gefallen.

Ein Wendepunkt in meiner Biografie waren sicherlich die Lichterketten nach dem Mordanschlag auf eine türkische Familie in Mölln im Jahr 1992. In jeder deutschen Großstadt wurde eine Lichterkette gebildet, um Protest gegen diesen feigen rassistischen Anschlag zu äußern. Bis zu diesem Zeitpunkt hatte sich unser Leben in der Schule oder zu Hause im französischen Lothringen abgespielt. Aus Schilderungen von Klassenkameraden und einem Nachbarsjungen wussten wir jedoch, dass die coolen Kids mittags in der Stadt abhingen.

Vom Hörensagen kannten wir die maßgeblichen Protagonisten der Saarbrücker Jugendszene. An dem Abend der Lichterkette sollten wir diese Protagonisten das erste Mal live sehen. Wir sahen Gleichaltrige, die in der Jugendszene schon etabliert waren und wie selbstverständlich rauchend in coolen Klamotten ohne Eltern in der Stadt Saarbrücken abhingen.

Mein Bruder sagt heute noch, dass dies der Wendepunkt unserer beiden Biografien gewesen sei. Völlig gebannt beobachtete ich während der Lichterkette diese Gleichaltrigen und kommunizierte den Wunsch, in der nächsten Woche das Gleiche zu tun. Ehe unsere Eltern richtig Gegenwehr leisten konnten, verkündeten wir unter meiner Regie, dass wir nach der Schule noch ein bisschen in der Stadt bleiben wollten, um uns mit anderen zu treffen.

Meine Mutter brach kurz in Tränen aus und fragte, was mit den nächsten Schularbeiten sei, aber alles in allem gab es kaum Widerstand, und wir fingen an, Nachmittag für Nachmittag in Saarbrücken auf der Straße herumzuhängen. Meine Eltern konnten auch keine starke Gegenwehr leisten, da sie mit der gemeinsam betriebenen Anwaltskanzlei eine Menge um die Ohren hatten und nicht wirklich die Zeit dafür da war, zwei pubertierende Jungs im Auge zu behalten.

Die ersten Nachmittage in der Stadt waren noch von einer gewissen Unschuld geprägt. Wir rauchten zwar, aber Alkohol und Drogen waren noch tabu. Wir gingen in eine Kneipe und spielten Billard, tranken Banane-Kirsch-Saft und liefen ziellos in der Stadt herum. Dies wiederholten wir Nachmittag für Nachmittag und trafen andere Jugendliche, die es uns gleichtaten. Der Platz vor dem Karstadt-Kaufhaus mitten in der Stadt war ein beliebter Treffpunkt für Junge, da hier fast sämtliche Buslinien ins Umland abfuhren. Der Karstadt-Vorplatz war fest in der Hand einer Jugendgang, die sich vorwiegend aus Jungs mit Migrationshintergrund zusammensetzte. Ein paar deutsche Jungs wurden auch geduldet, waren aber nicht tonangebend. Neben diesen Jugendlichen gab es noch ein paar Punks und Metalheads, die im öffentlichen Raum keine Rolle spielten.

Die meisten Gymnasiasten waren links und hörten Punk, die Jungs von der Migrantengang Hip-Hop wie NWA oder Dr. Dre. Ehrfürchtig versuchten wir, die sozialen Zusammenhänge zu erfassen und hielten uns weitestgehend bedeckt. Insgeheim wollten wir aber zu den »Coolen« gehören. Am Anfang verkehrte ich viel im autonomen Zentrum, engagierte mich bei der Antifa und war bei diversen Demos dabei. Nach ungefähr zwei Monaten tranken wir so gut wie jeden Mittag Bier, rauchten und kifften, wobei sich mein Bruder deutlich zurückhielt. Haschisch war überall. Mit dreizehn kiffte ich jeden Nachmittag und rauchte ein Päckchen Zigaretten am Tag. Wenn wir überhaupt Schularbeiten erledigten, taten wir das in irgendeiner Kneipe. Es gab viele Kinder, die mittags abhingen. Prügeleien waren im ersten Jahr selten, da wir noch richtig klein waren und noch keine tauglichen Opfer darstellten. Außerdem sahen wir mit unserem linken Kleidungsstil mit unseren langen Haaren und den Palästinensertüchern eher aus wie Penner denn wie würdige Gegner. Ich versank immer mehr im Klassenkampf, mein Bruder hatte mit den Linken weniger am Hut und fing an, Karate zu machen, was ihn deutlich mehr erfüllte. Ich machte ein paar Monate mit, kam aber mit dem Bundeswehr-Feldwebel, der Trainer war und willkürlich seine Macht missbrauchte, nicht klar. Außerdem war ich zu dick und zu unsportlich. Ich schaffte nicht einen einzigen Liegestütz.

Irgendwann wurde es ernst. Auf unserem Gymnasium waren mein Bruder und ich immer unantastbar gewesen, da jeder wusste, dass wir uns wehren würden, wenn sich jemand mit uns anlegte. Schon als Fünftklässler hatten wir klargestellt, dass wir uns nichts gefallen ließen. Zwei Siebtklässler, nennen wir sie Marc und Peter, hatten nämlich fünf Wochen nach der Einschulung damit begonnen, uns permanent zu hänseln und zu verspotten. Insbesondere mich hatten sie konstant »fettes Schwein« genannt. Wir hatten sie zurück beleidigt, bis es in einer großen Pause zum Showdown gekommen war. Peter und Marc waren zwei Jahre älter als wir gewesen, was in der fünften Klasse viel ausmachte. Sie hatten mich auf dem Schulhof in eine Ecke gedrängelt, um mich zu verprügeln. Leider hatte ihnen ihre brave Herkunft im Weg gestanden. Man hatte in punkto Brutalität gemerkt, dass sie aus dem behüteten, bildungsbürgerlichen Viertel kamen, das unsere Schule umgab. Ihr Plan war grandios gewesen: zu zweit einen dicklichen Fünftklässler fertigmachen. Sie hatten jedoch nicht damit gerechnet, dass ich mich mit einem soliden Holzregenschirm wehren würde. Nachdem mir mein Bruder mit seinem Schirm zu Hilfe gekommen war, waren sie abgezogen. Die beiden hatten kapiert, dass sie als Siebtklässler eine herbe Niederlage gegen zwei Fünftklässler eingesteckt hatten, und sich geschlagen gegeben, zumindest für eine gewisse Zeit.

Nächster Versuch. Ein Achtklässler, der 1,90 Meter groß war, aber schlaksig, versuchte meinen Bruder zu verprügeln und in eine Mülltonne zu stecken. Ich bekam solche Angst um meinen Bruder, dass ich auf den langen Typen einschlug, bis der sich unter Tränen aus dem Staub machte und am anderen Tag mit einem Schulkameraden wieder auftauchte und sich in aller Form entschuldigte. Grundsätzlich war ich eher ruhig, aber wenn sich jemand an meinem Zwillingsbruder vergriff, sah ich rot.

In der Stadt lagen die Dinge anders. Die Jungs waren zum größten Teil älter, kamen meist aus schwersttraumatisierten Familien, in denen Gewalt und Brutalität herrschten, und hatten oft in ihrer Kindheit schon mehr Schläge als Umarmungen bekommen. Gerade die Jungs, die vor dem Karstadt den Ton angaben, waren Kinder von Flüchtlingen, die ihre Länder wegen Armut oder Gewalt verlassen hatten müssen. Gemeinsam war all diesen Jungs, dass sie zu Hause viel

Gewalt und Entwertung erlebt hatten. Auf der Straße wollten sie nie wieder zu Opfern werden wie zu Hause. Insgeheim beobachteten wir die Jungs von Weitem mit Ehrfurcht, sie waren cooler als die meisten Gymnasiasten mit ihrem linken Habitus. Ihr Gangstergehabe stellte sie in der Nahrungskette ganz weit nach vorne. Wir versuchten jedoch nicht zu sehr, in das Zentrum ihrer Aufmerksamkeit zu geraten. Uns war klar, dass wir auf dem Schulhof unseres Gymnasiums was zu sagen hatten. Für diese Jungs jedoch waren wir nur kleine langhaarige Pudel mit Palästinensertüchern, die ganz unten in der Hierarchie standen. Jahre später als Traumatherapeut und Therapeut für transgenerationale Traumatisierung wurde mir nach und nach klar, wie schicksalhaft wir mit diesen Jungs von der anderen Straßenseite verbunden waren.

Exkurs

Eine Erkenntnis, die ich aus dreizehn Jahren als Türsteher, Psychotherapeut und Jurist sowie aus meinem Aufwachsen auf der Straße ziehe, ist die folgende: Gewaltdelikte und Jugendgewalt haben fast immer etwas mit Traumatisierung zu tun. Ich habe mich große Teile meines Lebens in gewaltaffinen Milieus bewegt, und eine Erkenntnis ist immer die gleiche. Je gewalttätiger jemand ist, desto traumatisierter ist er von zu Hause. Alle gewalttätigen Männer, die ich in meiner Zeit im Box- und Türstehermilieu kennengelernt habe, hatten ungeheuer viel physische und andere Gewalt in der Kindheit erlebt. Wird ein Kind konstant physisch misshandelt, steigt die Wahrscheinlichkeit, dass es genau dieses

Verhalten im Erwachsenenalter reproduziert. Es übernimmt schon früh die Hemmungslosigkeit der Erwachsenen, meist der Väter, die diese Misshandlungen ausüben. Die gefürchtetsten Straßenschläger waren die, die in der Kindheit am schwersten misshandelt worden waren. Je früher man einem jungen Mann klarmacht, dass seine Wut, seine Verzweiflung und die Gewalt, die er ausübt, aus seinem ungeheuren Schmerz aus der Kindheit kommen, desto eher verhindert man Biografien voller Gewalt. Trauma führt zu Trauma.

Die Unsichtbarkeit sollte uns nicht lange erhalten bleiben. Durch eine blöde soziale Verknüpfung gerieten wir in das Fadenkreuz der Gang. Ein Fadenkreuz, das mich bis zum Ende meiner Türsteherkarriere begleiten sollte und meine Biografie bis heute formt. Wir kannten alle Protagonisten der Gang und hofften, dass sie irgendwann unseren Wert als Verbündete im Kampf gegen die Nazis und Ausländerfeinde erkennen würden, da wir ja dezidiert links waren und für die gute Sache kämpften. Brav hielten wir Abstand und hofften insgeheim darauf, irgendwann dazuzugehören. Diese Anonymität wurde uns genommen, als wir eines Nachmittags vor dem Karstadt herumlungerten. Ein paar Jungs von der Gang hingen in der Nähe ab, ohne jedoch eine Sekunde Notiz von uns zu nehmen. Plötzlich kamen Marc und Peter aus dem Gymnasium um die Ecke und gesellten sich zu den coolen, gefährlichen Jungs.

Wir versuchten, den Vorplatz des Karstadt so schnell wie möglich zu verlassen, damit Marc und Paul nicht bemerkten, dass wir mittlerweile auch die große Jugendbühne der Landeshauptstadt betreten hatten. Nicht so sehr aus Angst vor den beiden, sie hatten die Unterhaltung mit den

Regenschirmen noch in lebhafter Erinnerung, sondern aus Angst, bei den Herren der Stadt in ein negatives Licht gerückt zu werden. Zu spät. Sie hatten uns gesichtet, ein breites Grinsen auf dem Gesicht und Rachedurst in ihren Augen, als sie sich in unsere Richtung in Bewegung setzten. Marc, der Kleinere von ihnen, der mittlerweile als Punk gekleidet war, war froh, nun das Debakel vom Schulhof wieder auswetzen zu können. Bevor sie in unsere Richtung kamen, machten sie noch die ganze Gang darauf aufmerksam, was wir doch für zwei erbärmliche Kreaturen seien und was jetzt gleich mit uns geschehen würde. Mein Bruder und ich standen wie angewurzelt da und hatten Angst. Ohne es zu wollen, wurden wir zu Feinden der ganzen Gang. Marc und Paul trabten an und hatten Merad, Mohammed und Afshin im Schlepptau. Merad war gutmütig. Der Rest von ihnen war bedrohlich, da sie gut drei Jahre älter waren als wir. Marc in seiner Punk-Kleidung hatte Oberwasser und fühlte sich total sicher. Offensichtlich hatten wir keine Schirme dabei, und er war immerhin zwei Jahre älter, um die fünfzehn. Er begrüßte uns mit den Worten: »Und ihr kleinen Spastis, was habt ihr denn hier vor'm Karstadt verloren? Hat euch eure Mutti als Autonome verkleidet?« Mein Bruder forderte ihn mit scheinbar selbstsicherer Stimme auf, uns in Ruhe zu lassen. Marc allerdings, umringt von seiner migrantischen Leibgarde, wollte uns um keinen Preis einfach ziehen lassen. Genüsslich holte er aus seiner Jacke ein Paar Lederhandschuhe, zog sie über die Hände und verkündete großspurig: »Wir gehen jetzt um die Ecke und boxen uns, ihr zwei Spastis.« Mohammed, ein Tunesier mit einer Fratze wie ein Teufel, freute sich schon und sagte: »Marc fickt die weg, diese Opfer.« Wir hatten keinen Ausweg mehr. Wir waren umzingelt. Weglaufen hätte uns für immer entehrt, und so trotteten mein Bruder und ich, umringt von fünf oder sechs Gangkids und zwei deutschen Kartoffeln, die sich profilieren wollten, in eine Ecke hinter das Kaufhaus. Die anderen bildeten einen Kreis und mein Bruder stand mit Marc in der Mitte. Es gibt bis heute keinen Menschen außer meiner Frau und meinen Kindern, der mir so nahe ist und mit dem ich physisch so verbunden bin wie mit meinem Zwillingsbruder. In dem Moment, als ich ihn allein in diesem Kreis stehen sah, hatte ich Tränen in den Augen, konnte ihm aber nicht helfen. Marc, der älter war, setzte zur Vernichtung an, mein Bruder wehrte sich standhaft, als Marc ihn mit einer linken Geraden im Gesicht traf und seine Lippe blutig aufplatzte. Er hatte gerade den gelben Gürtel in Karate gemacht, aber mit Faustschlägen kannte er sich nicht so gut aus. In dem Moment, als ich das blutverschmierte Gesicht meines Bruders sah, passierte etwas, das bis zum Schluss meiner Türsteherkarriere immer wieder passieren sollte. Ich hatte die ganze Zeit schon infernalische Angst um meinen Bruder und von Natur aus bin ich ein ängstlicher, zurückhaltender Mensch. Wenn aber jemand bedroht wird, den ich liebe, oder die Angst in mir zu groß wird, kippt etwas in mir, was nicht mehr umkehrbar ist. Ich schalte automatisch in einen Angriffsmodus, der nur noch die unerträgliche Situation beenden will, wie ein Bär, der in die Ecke gedrängt wird und um sein Leben kämpft. Zu diesem Zeitpunkt war ich für einen Dreizehnjährigen groß, zwanzig Kilo zu schwer, eigentlich eher dicklich, aber innerlich getragen von einem ungeheuren Jähzorn. Ich stürzte mich auf Marc, sprang an ihm hoch, prügelte und trat auf ihn ein wie von Sinnen. Ich weiß nicht mehr genau, was ich gemacht habe. Ich war wie in einem Rausch und hörte nicht mehr auf, bis mich irgendjemand wegriss. Von dem ach so selbstbewussten Marc war nichts mehr übrig. Er schrie vor Schmerz, ein Arm hing schlaff an der Seite herunter und war ausgekugelt, ein Auge war dick und mit der anderen Hand hielt er sich die Rippen. Wie ein verwundetes Tier stand ich mit tränenverschmiertem Gesicht mitten im Kreis und die ganze Meute war erstaunt von der plötzlichen und brutalen Wendung des Geschehens. Ich am allermeisten. Keiner hätte gedacht, dass der dickliche, große Junge, der aussah wie ein Pudel mit Palästinensertuch, ein solches Szenario entfesseln konnte. Paul führte den stöhnenden Marc ab. Am nächsten Tag schlossen sie für immer Frieden mit uns. Die zweite Blamage hatte richtig gesessen, sie war noch ein paar Tage lang Stadtgespräch. Die Migrantenboys waren enttäuscht, dass Brot und Spiele nicht so ausgegangen waren, wie sie es erhofft hatten. Gleichzeitig hatten sie bei der Vorstellung gesehen, dass es potenzielle Gewaltkonkurrenz in der Jugendszene gab. Diese galt es unbedingt zu unterbinden, um das bisherige Alleinstellungsmerkmal zu sichern. Intuitiv würde man vermuten, dass sie uns danach geachtet und in Ruhe gelassen haben. Aber die Vorstellung war zu stark, sie mussten uns unbedingt kleinhalten. Am selben Nachmittag bedrohte Mohammed uns noch, ohne selbst zur Tat zu schreiten. Keiner wollte der nächste Marc sein.

Wir waren ab diesem Zeitpunkt bekannt, wenn man von uns redete, bezeichnete man uns nur noch als die »Brüdda«. Am nächsten Tag wurde zum Halali gegen uns geblasen. Wir gingen wie immer nach der Schule in die Stadt, aßen irgendwo einen Kebab und hingen ab. An der Saarwiese hatten wir noch ein paar Joints geraucht. Besser gesagt, ich hatte einen Joint geraucht. Mein Bruder war da immer sehr zurückhaltend. Wenig später gingen wir zum Karstadt. Wir waren noch ganz beseelt von dem gestrigen Sieg und hatten die heimliche Hoffnung, dass wir zu neuen Ehren kommen würden und nun als respektable Mitstreiter, gegen was auch immer, erkannt werden würden. Diese Hoffnung sollte sich wenige Minuten später in ein Jahre andauerndes Gefühl von Bedrohung und Ausgeliefertsein ändern.

Wir standen vor dem Karstadt herum, als uns plötzlich wie aus dem Nichts die ganze Gang einkreiste. Als besonderes Schmankerl hatten sie noch Alexandro im Gepäck. Einer der wenigen Nichtmigranten, der zu dem Zeitpunkt schon siebzehn war, eine absolute Sportskanone. Man sagte, dass er so schöne, weiße Zähne habe, weil sie falsch seien. Der Vater habe ihm die echten Zähne mit einem Aschenbecher ausgeschlagen. Alexandro war der absolute Endgegner. Physisch extrem fit und aufgrund seiner dramatischen Kindheit extrem brutal. Weder ich noch mein Bruder hätten nur den Hauch einer Chance gehabt. Sie fingen direkt an, uns zu schubsen, Alexandro verpasste mir eine krachende Ohrfeige. Die erste Frage, die einer aus der Gruppe stellte, war: »Habt ihr Geld dabei?« Der nächste Schubser und die nächste Ohrfeige folgten. Mit Tränen in den Augen nestelte einer von uns seinen Geldbeutel hervor und gab alles her, was er hatte. Die nächste Ohrfeige. Dann der geflügelte Satz von Ali: »Ihr zwei Wichser habt Stadtverbot. Wenn ihr noch mal auftaucht, schlagen wir euch kaputt.« Panisch, hilflos und irritiert verließen wir die Szenerie. Wir verstanden nicht, wie Leute, mit denen wir noch nie Probleme gehabt hatten, uns so etwas antun konnten. Und ich, der deutlich Linkere von uns zweien, der ein paar Wochen vorher noch gegen die Änderung des Asylgesetzes protestiert hatte und von einem Wachtmeister bei einer Kreuzungsbesetzung mit anderen Autonomen einen Knüppel in den Rücken gehauen bekommen hatte, verstand die Welt nicht mehr. Wie konnten die, für die ich mich am meisten einsetzte, mir so etwas antun?

Die Grundzüge der Traumatherapie waren mir damals noch nicht geläufig. Das Spiel mit dem Abgezogenwerden ging noch ein paar Wochen so weiter und fand seinen Gipfel an einer Bushaltestelle, als mich Alexandro in einer Telefonzelle zusammenschlug, mir wieder mein Geld abnahm und mein Bruder und ich tränenüberströmt und gelähmt vor Angst zurückblieben. Danach mieden wir die Innenstadt systematisch und hingen mehr im Nauwieser Viertel, einem Künstler- und Kifferviertel, ab. Ich trank und kiffte immer mehr und rauchte bis zu dreißig Zigaretten an einem Nachmittag. Ich wurde immer dicklicher und kränker, während mein Bruder zu einem Mini-Van-Damme wurde und jeden

Mittag Karate trainierte. Für Mädels wurde ich immer unattraktiver. Geschlagen geben wollten wir uns nicht. Wir versuchten nur, eine Zeit lang unter dem Radar zu bleiben. Heimlich rüsteten wir auf. Jeder trug eine Pistole.

Beim Schreiben dieser Zeilen erstaunt es mich immer noch, wie viele Gaspistolen wir in diesem Alter alle besessen haben, und es wundert mich, dass jeder von uns noch sein Augenlicht hat. Meine Gaspistole erwarb ich durch einen simplen Trick. Ich war vierzehn, klaute mir daheim das Geld für die Knarre heimlich zusammen. Dann suchten wir uns mit drei Mann einen Obdachlosen aus, dem wir zehn Mark extra gaben, damit er in das nächstgelegene Waffengeschäft ging und unter Vorzeigen seines Ausweises für uns eine Gaspistole kaufte. Wenig später hielt ich eine wunderbare Browning-Kopie in den Händen, sechs Millimeter Gas, zehn Schuss im Magazin. Diese Gaspistole hat mich einiges über das Glück und Unglück von Waffen gelehrt. Bis zu meinem sechzehnten Lebensjahr war es immer wieder zu Auseinandersetzungen mit Gaswaffen gekommen, mehrmals schaute ich in den Lauf. Einmal hielt mir ein Depp das Ding direkt an den Kopf. Meine Gaspistole verlor ich früher, weil mir schnell klar wurde, wie gefährlich eine Fake-Schusswaffe in Wirklichkeit ist. Mittag für Mittag ging ich als dicklicher Junge in die Stadt, die Gasknarre unter meinem T-Shirt im Gürtel. Bereit, Alexandro ins Gesicht zu schießen, wenn er mich noch einmal vor der Telefonzelle so auseinandernehmen würde. Ich fühlte mich wie ein richtiger Gangster. Jeder war irgendwie bewaffnet. Wenn es ernst wurde, wurde jedoch komischerweise immer nur geprügelt, obwohl jeder von uns ein Arsenal an Gaspistolen, Schlagringen oder Butterfly-Messern besaß.

Mein Moment der Läuterung kam, als ich irgendwann wie üblich mit meiner Gaspistole bewaffnet mit der Buslinie 11 in Richtung französische Grenze fuhr. Auf der letzten Bank saß ein Typ, ungefähr siebzehn oder achtzehn Jahre alt, Halbaraber, Hip-Hop-Gangster, der mich spöttisch und zynisch anguckte. Ich setzte mich ein paar Reihen vor ihm hin und dachte insgeheim nur: »Warte, du Wichser!« Das Warte-du-Wichser war natürlich getragen von einer inneren Angst vor einer körperlichen Auseinandersetzung, denn ich war viel jünger als dieser Typ, aber die Gasknarre gab mir die nötige Sicherheit. Diese Anspannung vor körperlichen Auseinandersetzungen würde ich meine ganze Karriere als Türsteher und als Boxer nicht ablegen. Oft geistert auf der Straße der Spruch *Richtige Männer haben keine Angst* rum. Der ist aber in aller Regel falsch. Jeder, der lange in Gewalt gelebt hat, weiß, dass man abstumpft, aber sich nie daran gewöhnt.

Ein gutes Beispiel dafür ist Harald, ein sportlicher, durchtrainierter Streifenpolizist mit langer Diensterfahrung, auch in Problemvierteln. Er kommt auf Empfehlung eines befreundeten Polizeipsychologen zu mir zur Traumatherapie. Das Einzige, das ich im Vorfeld schon weiß, ist, dass er einen qualifizierten Dienstunfall hinter sich hat. Als ich ihn in der Erstanamnese befrage, schildert er eine gewalttätige Auseinandersetzung in einem Problemviertel mit einem schizophrenen, agitierten Mann, der mehrmals mit einer Latte eines Gartenzauns auf ihn eingeschlagen hat. Die Verletzungen, die er erlitten hat, sind gering, eine kleine Platzwunde am Kopf und eine leichte Gehirnerschütterung. Er erzählt mir, dass er in seiner langen Karriere als Polizist schon viel schlimmere Dinge erlebt habe, aber dieses Erlebnis bei ihm Albträume, Angstattacken, Alarmbereitschaft ausgelöst habe. Er zeigt das Vollbild einer posttraumatischen Belastungsstörung, ausgelöst durch den letzten Einsatz. Vorher hat er schon viel schlimmere Situationen überstehen müssen, aber irgendwann ist die Seele nicht mehr in der

Lage dazu, sich an Gewalt anzupassen. Kein Mensch kann sich an Gewalt gewöhnen, ohne dass er irgendwann völlig abstumpft oder psychisch krank wird.

Zurück zu der Geschichte im Bus. Die Linie 11 fuhr ihren gewohnten Weg zur Grenze und wendete beim alten Zollhaus, um an ihrer Endhaltestelle zum Stehen zu kommen. Der Typ stand von der Rückbank auf und bewegte sich in meine Richtung, man merkte, dass er was Blödes vorhatte. Ich stieg vor ihm aus, ging auf den Bürgersteig und spürte, dass er gefährlich nahekam. Von hinten fauchte er mich auf Französisch an, dass ich ihm meinen Rucksack geben solle. In diesem Moment war ich schon innerlich zerplatzt vor Furcht und Wut. Ich wusste, was kommen würde, und mit der Knarre im Hosenbund fühlte ich mich relativ sicher. Angst hatte ich trotzdem. Gewalt macht immer Angst. Ich eiste mich abrupt los, drehte mich um, zog die Pistole aus meinem Hosenbund und riss theatralisch den Schlitten zurück, was mehr der Abschreckung diente, da ich bereits eine Kugel im Lauf hatte. Ich zielte aus einem Meter Entfernung auf seinen Kopf, die Gaswolke, die Stichflamme und der Knall hätten ihm ordentlich zugesetzt. Für einen kurzen Moment war der Typ überrascht, weil er wohl gedacht hatte, dass ich mit meinem Hundewuschellockenkopf leichte Beute sei. Ich sah äußerlich stärker wie ein Opfer aus, als ich es im Inneren war. Nie wieder Opfer.

Zu meinem Leidwesen sammelte sich der Typ. Er war leider kein Amateur im Geschäft des Rucksackwegnehmens. Zum Nachteil für meine kleine geschundene Kinderseele beantwortete er meine gefechtsmäßige Aufrüstung mit dem Zünden einer Atombombe. Er zog eine in Frankreich frei verkäufliche Schrotpistole aus seinem Gürtel und zielte auf meinen Kopf. Straßengangster, Phänotyp Halbmarokkaner, fünfzig kleine Bleikügelchen im Streukreis –

Ruland, dicklicher Lockenkopf, Gaswolke, lauter Knall. Wenn es nicht so schlimm gewesen wäre, hätte man ein Buzzergeräusch machen können, wie wenn einer bei einer Quiz-Show den Hauptgewinn verpasst. Die fünfzig Prozent Zuversicht, die mir die Gaspistole gaben, gingen verloren und wechselten zu hundert Prozent Todesangst. Zum Glück war der Typ kein vollwertiger Gangster, sein Wille, einen Vierzehnjährigen an einer Bushaltestelle mit Schrot über den Haufen zu schießen, schien begrenzt. Er zielte weiter auf meinen Kopf und schrie auf Französisch: »On se calme, on se calme, on arrête avec ce cirque là«, was auf Deutsch so viel heißt wie: »Wir beruhigen uns, wir beruhigen uns. Lass uns mit dem Quatsch aufhören.« Ich sah auch in seinen Augen trotz der zerstörerischen Waffe, die aus einem Meter auf mein Gesicht gerichtet war, die Bereitschaft, die Situation zu deeskalieren.

Langsam hob ich den Arm mit der Gaspistole in die Luft und ging ein paar Schritte nach hinten. Dann drehte ich mich um und lief getragen von Todesangst los. Laufen fiel mir schwer, weil ich so viel rauchte, kiffte und dazu noch zu fett war. Aber die Todesangst wirkte wie ein Beschleuniger. Das Adrenalin ließ mich rennen, meine Lunge stach wie wild. Ein Knall zerriss die Luft. Der Busfahrer fing an zu hupen. Es gab hinter mir einen Tumult. Im Laufen sah ich zurück. Der Schrotpistolen-Gangster hatte mit seiner Knarre bei meinem Abgang in die Luft geschossen, um noch mal klar zu zeigen, wer Herr im Hause war, und lief dann über die Grenze ins benachbarte Frankreich. In der Ferne hörte ich schon die Polizeisirenen und verschwand meinerseits hinter einer Autobahnunterführung in ein Waldstück, das so unwegsam war, dass es niemand betreten konnte. Als ich in der Mitte des Waldes angekommen war, fiel ich auf den Boden, meine Lunge platzte fast, ich röchelte, war nass geschwitzt und hatte das Gefühl, fast zu ersticken. Nach einer Stunde schlich ich mich heim.

Meinen Eltern erzählte ich den Vorfall nicht genau, aber sie wussten von meiner Bewaffnung und sagten komischerweise nichts dazu. Mit Eintritt in die Pubertät endete irgendwie ihr Erziehungsauftrag und sie ließen uns alles machen. Manchmal waren sie besorgt, aber die Sorge um ihre wirtschaftliche Existenz war größer, sodass sie kaum Zeit hatten, zu hinterfragen, was ihre Sprösslinge den lieben langen Tag taten. Kurz nach dem Schusswechsel, oder besser gesagt der Schussabgabe an der Grenze, ein Wechsel fand ja nicht statt, hatte mein Vater die Idee, mir zu erklären, dass so eine Bewaffnung doch ziemlich gefährlich sei, da immer einer kommen könnte, der eine scharfe Waffe hat. Die Bemerkung meines Vaters und das Erlebte führten bei mir zu dem starken Wunsch, die Waffe loszuwerden, weil erschießen lassen wollte ich mich dann doch nicht. Außerdem hatte ich schon immer einen guten Instinkt dafür, wann man Dinge endgültig bleiben lassen sollte. So beschloss ich, die Gaspistole an den mit mir befreundeten Türken Farid zu verkaufen, den ich sehr schätzte. Im weitesten Kreis gehörte auch er zu der Karstadt-Gang und sorgte oft dafür, dass es nachmittags in der Stadt nicht mehr Ärger als notwendig gab. Farid war ganz heiß auf das Ding, und ich gab es ihm für fünfzig DM. Ein Deal unter Freunden. Tränengas in der Tasche und ein Schlagring taten es auch. Das Blöde war nur, dass Farid ein kleiner Heißsporn und leicht zu kränken war. So kam es zu einem zweiten Akt im Schwimmbad, weil der Bademeister Farid dumm anmachte. Meine Browning Replica gab ihm wohl ein ähnliches Gangster-Gefühl, er hielt dem Bademeister die Knarre unter die Nase und verursachte einen riesigen Tumult, an dessen Ende er mit der Polizei aus dem Schwimmbad abgeführt wurde. Da er erst vierzehn war, passierte ihm rechtlich nicht viel. Er musste ein paar Arbeitsstunden abdrücken. Die Schläge, die er daheim bekam, waren schlimmer. Er verriet aber nie, von wem er die Pistole hatte.

Im Endeffekt war das ganze Rumgehampel mit den Pistolen auch recht ineffizient. Hätten wir einmal einem Gangmitglied eine Knarre unter die Nase gehalten, wäre die Situation so oder so eskaliert. Andere Lösungen mussten her.

Sucht und der ganze Scheiß

Roberto war streng und sagte zu mir: »Nein, du gehst jetzt, Philipp!« Ich nörgelte, flehte und feilschte ein bisschen: »Bitte, Herr Doktor Tannchen, ich brauche doch die Sitzung.« Es war unüberhörbar und unübersehbar, dass ich lallte und stark angetrunken war. Es war ein Mittwochnachmittag im Frühsommer, und ich war immer noch voll. Am Abend davor hatte ich mit Freunden angefangen zu trinken, erst in irgendeiner Wohngemeinschaft, dann in der Stadt in irgendwelchen Kneipen und in Diskotheken. Es ging immer weiter, bis wir schließlich um sieben Uhr morgens im Bahnhofscafé tranken, während die anderen Leute zur Arbeit gingen. Man könnte jetzt sagen, unter Jurastudenten nichts wirklich Ungewöhnliches. Leider waren bei mir solche Abende die Regel. Ich fing manchmal dienstags in irgendeiner Studentendisco an zu trinken und hangelte mich dann von Tag zu Tag und von Disco zu Disco. Sonntags hörte ich in aller Regel auf zu trinken. Meine einzige Rettung war mein Job, der dafür sorgte, dass ich häufig dienstags, freitags oder samstags nichts trank, weil es ein absolutes No-Go war, betrunken als Türsteher zu arbeiten. Dieser Tatsache ist es zu verdanken, dass mein Alkoholkonsum nicht völlig aus dem Ruder lief. Es war jedoch kurz vor knapp. Mein zugrunde liegender Schmerz und meine Schamgefühle forderten immer mehr Alkohol, um mein geschundenes Nervensystem zu beruhigen.

Exkurs

Grundsätzlich unterscheidet man bei stoffgebundenen Abhängigkeiten, oder besser gesagt Süchten, immer zwei Kategorien von schädlichem Verhalten. Die eine Kategorie bei allen Süchten ist der schädliche Gebrauch, was bedeutet, dass der Betroffene in der Regel das Suchtmittel konsumiert, egal ob Cannabis, Heroin, Alkohol oder Nikotin, um irgendein psychisches Problem zu bewältigen, jedoch noch nicht vollkommen abhängig davon ist. Er ist noch in der Lage, ohne Entzug oder massive Entzugserscheinungen von der Substanz loszukommen.

Bei der Abhängigkeit dreht sich in der Regel alles um die Substanz und den Erhalt des Wirkspiegels im Blut. Setzt der Betroffene das Suchtmittel ab, hat er sofort Entzugserscheinungen. Viele Traumaopfer sind in irgendeiner Weise süchtig, um ihr geschundenes Nervensystem zu beruhigen, ihren negativen Selbstwert zu regulieren oder die eigenen Gefühle in Schach zu halten. Die meisten Menschen, die auf Suchtstationen behandelt werden, sind Traumaopfer, das heißt sie sind Opfer von Kindesmisshandlung, aversiven Kindheitserfahrungen oder sexualisierter Gewalt. Trauma spielt eine zentrale Rolle in der Entstehung aller stoffgebundenen Süchte.

Roberto blieb hart, er ließ mich nicht zur Sitzung zu und sagte zu mir: »Kommen Sie wieder, wenn Sie nüchtern sind, Philipp!« Da stand ich nun wie ein begossener Pudel und konnte mich lallend und torkelnd heimschleppen. Wie hatte es nur so weit kommen können? Aus späterer Sicht hatte eines zum anderen geführt.

Mit unserem Eintritt in das Jugendleben der Stadt hatten wir auch freien Zugriff auf alle verfügbaren Substanzen erhalten. Kurz vorher hatte ich schon auf der Schule angefangen zu rauchen. Mit Deo, Zähneputzen und Parfum verheimlichte ich dies vor den Eltern oder schob es auf die Klassenkameraden, die so viel rauchen würden, oder die schlechte Luft, die in den Kneipen und Billardsalons, in denen wir uns rumtrieben, herrschen würde. Meine Mutter, die ab und zu ein Päckchen Zigaretten in meiner Jacke fand, war viel zu freundlich, um mir wirklich Schwierigkeiten zu machen. Nach dem, was sie an Gewalt in der Kindheit erlebt hatte, wollte sie nur eines: bei ihren Kindern beliebt sein und wenig Konflikte haben. Das Einzige, wofür sie sich aufrieb, waren meine Schulnoten. Die Zigaretten tat sie als altersadäquaten Unfug ab. Viel später erst wurde mir klar, wie sehr meine Eltern als Anwälte am freien Markt jeden Tag um das wirtschaftliche Überleben der Familie gekämpft hatten. Eine unerbittliche Aufgabe, da mit dem Anwaltsberuf ein gewisser Status verbunden ist, den man nach außen darstellen muss. In diesem Kampf blieb einfach keine Zeit, um sich um einen abstürzenden, aber vordergründig stabilen Teenager zu kümmern.

Unser Tagesablauf sah eigentlich stets gleich aus. Wir gingen nach der sechsten oder siebten Stunde von unserem Gymnasium in den benachbarten Stadtkern, aßen meist einen Döner und hingen herum. Oft gingen wir in irgendwelche Kneipen, spielten Billard und fingen schon gegen zwei oder drei an, Bier zu trinken, wobei ich mich immer besonders hervortat und mehr trank als die anderen. Oft fuhren wir gegen achtzehn Uhr mit leichtem Pegel nach Hause, sodass unsere Eltern kaum etwas merkten. Es konnte aber auch passieren, dass ich zuerst ein paar Liter Bier trank und im Anschluss mit irgendeinem Kameraden, es waren immer irgendwelche da, die kifften oder tranken, noch ein, zwei Joints rauchte. Dies führte bei mir manchmal zu heftigen Kreislaufabstürzen, bei denen ich mich kaltschweißig erbrechend heimschleppte und ein Donnerwetter von meinem Vater bekam, der mich anschrie, dass es so nicht mehr weiterginge, aber dann auch von mir abließ, weil es mir sichtlich schlecht ging. Die Kraft, uns zu verbieten, dorthin zu gehen, brachten unsere Eltern nicht auf. Mit der Zeit wurden wir auch etwas vernünftiger, insbesondere als mein Bruder und ich Karate machten, was bei mir aber gar keinen Effekt hatte, weil ich zu dick war, immer noch rauchte und regelmäßig kiffte.

Der Konsum von Cannabis trat zwischen dreizehn und fünfzehn völlig in den Vordergrund, Alkohol war nur Beiwerk. Ich kiffte fast täglich, erschwerend kam noch hinzu, dass wir beim Karate einen Freund gefunden hatten, der aus desolaten Verhältnissen kam und noch viel mehr kiffte. So saßen wir mittags manchmal in irgendwelchen Dealerwohnungen, wo Speed und andere chemische Drogen konsumiert wurden. Als Downer kifften wir alle zusammen. Chemische Drogen habe ich nie konsumiert. Irgendeine Stimme in mir fand das zu bedrohlich, gekifft habe ich dafür umso mehr. Gras gab es damals kaum auf dem Markt. Wir rauchten alle Haschisch, das wir bei den arabischen Drogendealern kauften, die im Stadtkern herumlungerten. So saßen wir oft den ganzen Nachmittag in Parkanlagen oder bei irgendwelchen Kumpels und rauchten. Wurden die »Fressflashs« zu stark, gingen wir in irgendeinen Laden und stahlen Süßigkeiten. Lebhaft kann ich mich noch daran erinnern, wie wir im Sommer im Wald hinter der Uni kifften und dann zu viert in den schlecht gesicherten Uni-Supermarkt gingen, uns in einer Dreistigkeit die Taschen vollstopften und einfach rausliefen, sodass die Mitarbeiter, die nur das höfliche Studentenpublikum gewohnt waren, völlig überfordert waren. Mein Vater signalisierte immer wieder, dass ihm mein zunehmender Haschischkonsum Sorgen machte, aber die Zeit, uns aus dieser Szene herauszuholen, fand er einfach nicht. Mein Bruder war immer mit dabei, ging aber brav um sechzehn oder achtzehn Uhr zum Karatetraining, fand dort Anschluss an den Verein und wurde immer fitter, während ich immer fetter und kränker wurde. Durch die permanente Raucherei bekam ich immer weniger Luft. In der Kindheit hatte ich ein paar Asthmaanfälle und die Neigung zu chronischer Bronchitis, die sich durch die Räucherung meiner Lunge mit THC, Teer und Nikotin noch verstärkte. Ich mochte den Zustand, bekifft zu sein, ich empfand Frieden und Ruhe dabei, und es war sehr angenehm, wenn wir mit ein paar Jungs zugedröhnt irgendwo abhingen und stundenlang Bob Marley hörten. In dieser Zeit trug ich auch Dreadlocks oder besser gesagt versuchte ich, meine Haare verfilzen zu lassen, und lief immer mit einer Rasta-Jacke herum. Die Demütigungen durch die Karstadt-Gang blieben konstant, ab und an wurden wir um ein Gramm Gras erleichtert. Wir kamen aber irgendwie aneinander vorbei. Jeder kiffte und dealte, außer mein Bruder. Der kickte und pumpte.

Dass meine Kifferkarriere ein recht jähes Ende nahm und so meiner Alkoholikerkarriere Platz machte, hatte genau einen Grund. Da wir alle immer kifften, hatte ein sehr findiger Schulkamerad von mir die Idee, dass wir endlich mal besseres Zeug rauchen sollten als immer nur das Haschisch, das oft noch mit irgendeinem Mist gestreckt war. Dieser Kollege fand einen Soziologiestudenten, der regelmäßig nach Holland fuhr und im großen Stil Cannabis über die Grenze schmuggelte. Monatelang bequatschte dieser Kamerad, nennen wir ihn Moritz, den Studenten, ihm fünfzig Gramm mitzubringen. Moritz wollte mit der Ware an unserem Gymnasium einen schwunghaften Grashandel eröffnen, wobei er vorhatte, das Gras ein bisschen mit Oregano oder Kräutern der Provence zu strecken. Das große Problem war jedoch, dass Moritz, als die nächste Ladung aus Holland eintraf, leider verhindert war und jemanden brauchte, der das Gras vertrauensvoll für ihn aufbewahrte. Hier kam ich als talentierter Mittelsmann ins Spiel. Ich bot mich an, die Ware gegen eine Provision von fünf Gramm bei mir zu Hause sicher zu verwahren. Ich traf mich an einem Nachmittag im Juli mit dem Studenten, der aussah wie ein Althippie, und gab ihm im Austausch für die fünfzig Gramm das Geld, es müssen damals 500 DM gewesen sein, die mir Moritz überlassen hatte. Ich kam mir vor wie ein ganz großer Unterweltboss und sagte nicht mal meinem Bruder etwas von der Nummer. Der hätte mich sicherlich gefragt, ob ich noch ganz bei Trost sei. So ging ich mit einem Riesenbeutel Gras über Mittag in der Stadt herum, kiffte und trank und vergaß fast die große Menge Drogen, die ich im Rucksack hatte. Die Tatsache, dass ich den ganzen Tag mit einer nicht unerheblichen Menge an Drogen, die zu einer Jugendstrafe hätte führen können, unterwegs war, kam mir gar nicht in den Sinn. Die juristische Gefahr, in der ich mich befand, wurde mir erst viel später bei meinem Jurastudium klar.

Ich nahm in der Stadt den letzten Bus Richtung Grenze. Es muss also schon kurz vor Mitternacht gewesen sein. Ich stieg aus und nahm denselben Weg, den ich gerannt war, als der Gangster mich beinahe mit der Schrotpistole umgelegt hätte. Ehrlich gesagt, machte ich mir überhaupt keine Gedanken, dass mir irgendetwas passieren könnte. Ich war noch nicht so tief in das Milieu des Drogenschmuggels eingetaucht. Ich ging durch den dunklen Wald den Spicherer Berg hoch. Spichern heißt der Ort, in dem ich groß geworden bin, das erste französische Dorf hinter der Grenze. Bekanntheit erlangte dieser Ort durch die furchtbare Schlacht 1870, in der es ungeheuer viele Tote auf diesem Berg gegeben hatte. Der historische Leichenhaufen war so groß, dass man sogar im fernen Berlin eine Straße nach unserem kleinen Dorf benannt hatte.

Oben auf dem Berg angekommen, verließ ich den dunklen Wald, den ich wie meine Westentasche kannte. Unzählige Male war ich im Dunklen von der deutschen Bushaltestelle die zwei Kilometer zu meinem Elternhaus gelaufen. Es war sehr warm, die Grillen zirpten und ich ging auf die Hauptstraße. Es waren nur noch 200 Meter bis zu mir nach Hause. Fast geschafft, hätte man denken können, aber ich war mit den Gedanken irgendwo anders. Ich glaube, ich war zu dem Zeitpunkt verliebt. Den Peugeot Kombi, der mir mit gelbem Scheinwerferlicht langsam folgte, nahm ich erst wahr, als er mir den Weg abschnitt und drei französische Zöllner auf mich zusprangen und laut riefen: »Arrêtez-vous!«

Ich wusste gar nicht, wie mir geschah, als ich plötzlich umringt war von drei französischen Zollbeamten mit Schäferhund, der anschlug und an mir hochsprang.

Ehe ich mich's versah, fand ich mich auf der Kühlerhaube des französischen Polizeikombis wieder. Es dauerte keine zwei Sekunden, bis der eine Zöllner den Beutel mit dem Gras gefunden hatte und lautstark seinen Kollegen zu verstehen gab, dass sie eine nicht unerhebliche Menge entdeckt hatten. Aus Freude über den Fund haben sie mir zuerst mal von hinten eine Ohrfeige gegeben und mir Handschellen angelegt, dann schubsten sie mich auf den Rücksitz, den Hund deponierten sie im Kofferraum. So rasten sie mit mir zum Sammelplatz, wo noch zwei weitere Wagen des französischen Zolls standen. Es dürfte eine größer angelegte Kontrolle gewesen sein. Ich war so erstarrt, dass ich gar nichts mehr sagen konnte. Der Polizist, der hinten bei mir saß, schlug mir immer wieder mit der flachen Hand an den Kopf und schrie mich an, ob ich noch mehr im Wald versteckt hätte. Auf dem Sammelplatz holten sie mich aus dem Auto heraus und ich bekam wieder zwei Schläge ins Gesicht.

Ich wurde geschubst, gegen das Auto geknallt, dann durfte der Hund wieder an mir hochspringen. Neue Variante, um neue Drogen zu entdecken. Einer der Zöllner griff mir in meine langen Haare, zerrte mich nach hinten, und der andere verpasste mir wieder eine. Ich konnte weder reden noch weinen noch überhaupt irgendwas. Ich war nicht mehr da. Ich spürte keine Schmerzen mehr. Ich versuchte gelegentlich, mit ein paar Brocken Französisch noch was Dienliches von mir zu geben. Selbst die unzähligen Ohrfeigen taten mir nicht wirklich weh.

Sie wollten wissen, wie ich auf den Berg hinauf gekommen war, und ich erklärte ihnen, dass ich den Weg vom jüdischen Friedhof an der Grenze gekommen sei. Sie bildeten ein Kommando, nahmen den Schäferhund mit. Einer packte mich am Haar, und sie schleppten mich den Berg hinunter, während ein anderer mir permanent seine Vorderschaft-Repetierflinte, allgemein bekannt als Pumpgun, in den Rücken drückte. An meiner »carte de séjour« (Aufenthaltsgenehmigung) hatten die Herren längst gesehen, dass es sich bei mir um einen fünfzehnjährigen Jungen handelte und nicht um einen Schwerverbrecher. Sie zogen aber ihr Programm weiter durch. Sie schrien mich die ganze Zeit an, ob ich noch was wüsste, ob ich noch was hätte, ob noch jemand im Wald warten würde. Sie drückten mir den Lauf in den Rücken, und zur allgemeinen Erheiterung hagelte es schon wieder eine Ohrfeige. Nach ungefähr zwanzig Minuten brachen sie das Manöver ab, weil es zu dunkel war und der Spürhund nicht anschlug, sie also keine weitere Fährte fanden.

Sie schleiften mich hoch zum Auto, packten mich auf die Rückbank, hauten mir wieder eine runter und fuhren dann in einem Konvoi von drei Wagen an meinem Elternhaus vorbei. Ich war nicht mehr in meinem Körper. Ich sah das Ganze von außen ablaufen, völlig distanziert, ja fast interessiert, wie der Film weitergehen würde. Als ich mein Elternhaus bemerkte, überfiel mich kurz ein jungenhaftes Heimweh, das aber direkt von der Bedrohlichkeit der Situation und der Scham, die ich über meine Eltern gebracht hatte, absorbiert wurde. Der Konvoi fuhr mit Blaulicht ohne Martinshorn die andere Seite des Berges hinunter zur Zollstation am Bahnhof der kleinen französischen Provinzstadt Forbach. Dort wurde ich mit der gleichen Liebenswürdigkeit wie zuvor aus dem Wagen befördert. Man zerrte mich in ein Büro und kettete mich am Stuhl fest. Einer der Beamten fing direkt an, mich zu befragen, zu welchem Netzwerk ich gehören würde, wer meine Hintermänner wären und so weiter. Damals sprach ich noch nicht so gut Französisch wie heute, deshalb verstand ich nur die Hälfte. Da die Beamten Lothringer waren, konnten sie fast alle den lokalen Dialekt aus Deutsch und Französisch und so konnten sie mich dennoch befragen. Ich war starr vor Angst und wusste nichts von einer großen kriminellen Organisation, sodass ich nur erzählen konnte, dass ich das Gras von einem Studenten aus einem Ort hinter Saarbrücken hatte, von dem ich nicht einmal den Namen kannte. Den lokalen Beamten waren meine Aussagen zu kindisch, deshalb griff einer zu den gelben Seiten und schlug mir das Telefonbuch von der Seite mit dosierter Gewalt ins Gesicht. Meine Dissoziation schützte mich vor allem und ich blieb bei meiner Version, weil ich einfach nicht mehr wusste. Irgendwann kam ein Beamter auf die schlaue Idee, dass man mich ja noch gar nicht körperlich untersucht hatte, und schleppte mich auf eine angrenzende Latrine, wo sie mich am Spülkasten festmachten, mir dann die Hose runterzogen und mit Gummihandschuhen erst in den Genitalien und dann im Anus rumwühlten. Ihnen war klar, dass sie nichts finden würden, aber da sie Macht hatten, kosteten sie diese aus.

Während ich diese Zeilen schreibe, bin ich immer noch fassungslos, wie dissoziiert ich diese Szene hinter mich gebracht habe. Nachdem sie am Klo nichts gefunden hatten, schafften mich die Zöllner zurück ins Nebenzimmer.

Wenn ich mir heute mit meiner Erfahrung als Anwalt vorstelle, wie viele Verfahrensvorschriften die Herren schon zu dem Zeitpunkt verletzt hatten, wird mir angst und bange. Wenn ich ein richtiger Krimineller gewesen wäre, wäre alles, was sie bei mir gefunden hätten, und jede Aussage nur schwer verwertbar gewesen, weil sie einfach unzulässige Vernehmungsmethoden anwendeten und keinerlei Überblick über die Situation hatten. Sie wollten im Nebenzimmer ihr Telefonbuchprogramm wieder aufnehmen, als irgendeiner der Spezialisten auf die Idee kam zu fragen, wo ich eigentlich herkäme und was meine Eltern beruflich machten. Ich antwortete völlig dissoziiert, dass beide Eltern Anwälte seien.

Hier begann die soziale Ungerechtigkeit der Situation. Wäre ich ein einfacher Junge aus der Banlieue gewesen, am besten noch maghrebinischer Herkunft, hätten sie ihr Programm weiter durchgezogen. Das Wort Anwalt brachte ein tiefes, betretenes Schweigen in den Raum. Allen Beamten wurde klar, dass ihr Vorgehen trotz der nicht unbeachtlichen Menge Cannabis höchst illegal war. Einen Fünfzehnjährigen über zwei Stunden derartig zu misshandeln, wäre auch 1994 in Frankreich nicht mehr einfach so durchgegangen. In Frankreich kam es mittlerweile jährlich zu lokalen Aufständen in den Vorstädten wegen Polizeigewalt. Diese Entwicklung schlug sich auch in dem epischen Film von Mathieu Kassovitz La Haine nieder, der ein Jahr später herauskommen und uns als ganze Generation prägen sollte. Das Schweigen blieb noch eine Minute im Raum stehen, bis einer der Polizisten fragte, ob er nun meine Eltern anrufen könne. Im gleichen Atemzug fragte er mich fast kläglich, ob ich gerne eine Cola trinken oder eine Zigarette rauchen würde. Die Handschellen seien nun auch nicht mehr nötig. Ich würde ja keinen Unsinn machen. So saß ich dann mit einer Zigarette im Mund und einer Cola in der Hand am Forbacher Bahnhof in der

Zollstation mit Zöllnern, die von dem Modus »sadistischer Machtmissbrauch« in den Modus »liebevolle Sozialarbeiter« geschaltet hatten und scherzhaft versuchten, ihr rüdes Vorgehen zu entschuldigen. Surreal, wie schnell sich Dinge ändern können.

Wenige Minuten später tauchte mein Vater auf, wie immer im Anzug. Er zog sich mit zwei Beamten in ein Nebenzimmer zurück, und nach ungefähr zehn Minuten konnte er mich, ohne etwas zu unterschreiben, mitnehmen. Das Einzige, was er mir auf der Rückfahrt sagte, war, dass er den Beamten 300 Franc gegeben habe, was zum damaligen Zeitpunkt ungefähr hundert DM waren. Nichts unterschreiben und 300 Franc, das roch nach informeller Lösung. Ich wurde nie vorgeladen und musste nie vor Gericht. Bis ich 21 oder 22 war, konnte ich kaum den Hauptgrenzübergang nehmen, weil ich ab und zu die Zöllner, die mich so misshandelt hatten, dort herumstehen sah. Allein dank ihres Auftritts hatte ich eine PTBS, denn ich träumte noch eine ganze Weile davon. Für zwei bis drei Wochen hielt ich mich mit dem Cannabiskonsum zurück. Dann fing ich wieder an und rauchte nach der Schule einen Joint im Pavillon des Saarbrücker Schlosses direkt neben unserer Schule. Ich hatte das Ding noch nicht zur Hälfte geraucht, als ein Zivilpolizist mir seinen Ausweis vor die Nase hielt, meinen Joint beschlagnahmte und mich aufschrieb. Die Sache wurde wegen kleinster Menge eingestellt, aber ich hatte die Nase endgültig voll.

In der Zeit, in der der Cannabis-Vorfall stattgefunden hatte, war ich schon etwas sportlicher und begann, im Fitnessstudio zu trainieren. Dort hatte ich Kontakt zu Fußballern, und ich hing auch ein wenig mit meinem Bruder und seinen Karatekollegen ab. In diesen Kreisen war Kiffen völlig verpönt. Das Einzige, was zählte, war ein guter Zug am Glas. Wir hatten zwischenzeitlich eine Stammkneipe im Nauwieser Viertel, in der wir uns regelmäßig betranken. Es gab eigentlich kein Wochenende, an dem wir nicht richtig voll waren. Diese permanente Gewöhnung an Alkohol sollte vier Jahre später komplett eskalieren, wie die oben erwähnte Szene bei Roberto Tannchen zeigt.

Nie mehr Opfer

Clemens ist ein 1,95 Meter großer, muskulöser Mann. Er ist Nahkampfausbilder bei mehreren militärischen Spezialeinheiten. Manchmal wird er auch von der Bundespolizei und der GSG9 eingeladen, weil er ein hervorragender Kampfsportler ist. Nun sitzt dieser brandgefährliche Riese, der mich wie ein Taschentuch zusammenfalten würde, obwohl ich mich gut wehren kann, auf meinem Sofa und ist Opfer von fiesen Panikattacken mit extremem Meideverhalten. Der Mann, der mehrmals im Einsatz Messerangriffe abgewehrt hat, kann nun nicht mehr die Kindergartenfeier seines Sohnes besuchen, ohne sich massiv vorher mit Tavor, einem Beruhigungsmedikament, zu dopen. Und selbst dann ist es nicht sicher, dass seine schlimmen Angstanfälle gebremst werden. In den Panikattacken ist er wie gelähmt, kann nichts mehr tun und empfindet Todesangst. Eine durchgeführte Verhaltenstherapie blieb erfolglos, sodass ein befreundeter Arzt ihn zu mir in eine Traumatherapie überwiesen hat.

Exkurs

Panikattacken sind neben Depressionen die psychische Volkskrankheit Nummer eins. Es stellen sich so viele Menschen in Allgemeinarztpraxen vor, werden vom Notarzt abgeholt oder kommen direkt zum Psychotherapeuten mit der Bitte um Hilfe wegen Panikattacken. Was leider häufig in der Praxis übersehen wird, ist der Hintergrund dieser Attacken. Seit dem Einzug der Verhaltenstherapie gilt oft das Paradigma »der grundlosen Krankheit«. Man braucht den Grund hinter einer psychischen Erkrankung nicht zu kennen, weil man ja in der Lage ist, durch Verhaltensänderung die Krankheit zu lindern oder zu heilen. Häufig sind Panikattacken allerdings ein Leitsymptom einer KPTBS, das als solches aber nicht erkannt wird. Das führt dazu, dass viele Traumapatienten zuerst als Panikpatienten durchs System geschleust und mit klassischer Verhaltenstherapie behandelt werden, was schlussendlich kaum etwas bringt. Meist viel später tauchen diese »therapieresistenten« Patienten in der Traumatherapie auf. Falls Sie als Leser schon länger an Panikattacken leiden, die sich als therapieresistent erweisen, empfiehlt sich immer die Vorstellung beim Traumatherapeuten.

Am Anfang hat Clemens keine Idee, woher seine Panikattacken kommen könnten. Als er jedoch anfängt, das Milieu seiner Kindheit zu beschreiben, wird klar, dass er bei zwei Alkoholikern groß geworden ist, die mit anderen Alkoholikerfamilien Saufgelage in der Wohnung abgehalten haben, während der kleine Clemens in einer Besenkammer, die völlig verdreckt war, hat leben müssen. In diesem randständigen Milieu ist er aufgewachsen. Er ist von allen Erwachsenen, die im Haus zugegen waren, regelmäßig geschlagen worden. Seit seinem fünften Lebensjahr haben sich auch mehrere dieser Alkoholikerpaare an dem hübsch anzusehenden Clemens vergangen. Trotz dieses tiefen Elends, in dem er groß geworden ist, hat er es geschafft, die Grundschule zu besuchen. Im Alter von zehn Jahren hat er sich einem Kampfsportverein angeschlossen, da er bereits in der Schule aggressiv auffällig war und mehrere Mitschüler schwer verprügelt hat. Später ist er zu einem mehrfach ausgezeichneten Elitesoldaten geworden, der aufgrund seiner hervorragenden kampfsportlichen Fähigkeiten bald eine Sonderverwendung als Nahkampfausbilder gefunden hat. Ich exploriere ihn über mehrere Stunden und höre ganz gebannt dieser Lebensgeschichte zu. In der dritten Sitzung frage ich ihn unvermittelt, was er glaubt, was ihm in dieser Hölle das Überleben gesichert hat. Er antwortet mir wie aus der Pistole geschossen: »Der Kampfsport, das Boxen, das Ringen, das Thai-Boxen. Seit ich kämpfen kann, fühle ich diese innere Scham nicht mehr, und niemand, wirklich niemand kann mich wieder zum Opfer machen.«

Wir finden schnell einen gemeinsamen Nenner, indem wir uns über Kampfsport, Boxen und MMA unterhalten. Ich würde nicht so weit gehen zu sagen, dass Boxen mir das Leben gerettet hat. Aber ich würde sagen, dass es meine erste Therapie war. Alles, was ich dort gelernt habe, sorgt bis heute dafür, dass ich nach wie vor psychisch stabil bin.

Dass ich boxen würde, war aufgrund meiner schlechten körperlichen Verfassung am Anfang wirklich undenkbar. Dass es gesundheitlich so nicht weitergehen konnte, zeigte mir eines Tages eine schlimme Bronchitis. Wegen des Rauchens brachte sie mir solche Atemnot ein, dass ich so nicht mehr weitermachen wollte. Als sie endlich abgeklungen war, fing ich zaghaft an, zu Hause Liegestütze zu machen, und ging ab und zu in den nahegelegenen Wald und lief ein bisschen. Am Anfang war es erbärmlich. Ich konnte kaum hundert Meter laufen, ohne einen schlimmen Hustenanfall zu kriegen, und musste dann wieder längere Strecken gehen. Aber ich blieb dran, nicht zuletzt auch, weil die Pubertät in vollem Gange war und ich kaum Chancen beim anderen Geschlecht hatte, so wie ich damals physisch aussah. Schritt für Schritt beförderte ich mich mit meinem privaten Fitnessprogramm ein Stückchen nach vorne. Vier Monate später konnte ich immerhin vier Kilometer am Stück laufen und zwanzig Liegestütze machen. Mit einem Freund ging ich in ein Fitnessstudio zum Krafttraining.

Exkurs

Dieses langsame Aufbauen physischer Fitness aus dem Nichts war eine wichtige Lektion für mich, die ich heute noch versuche, meinen Patienten zu vermitteln. Oft befinden sich diese in schweren Situationen, wie zum Beispiel einer Depression, und wollen dann ganz schnell ganz viel geben. Weil die Ziele zu hoch gesteckt sind, hören sie rasch wieder auf. In dieser Zeit, als ich physisch so unfit war, dass sogar ein Zweitklässler mich beim Laufen geschlagen hätte, hat es sich bewährt, Schritt für Schritt, und zwar in kleinen

Schritten, vorzugehen. So konnte ich nach und nach eine Grundfitness aufbauen, die ich bis zum heutigen Tag halte.

Ist man also zum Beispiel depressiv und kommt nicht aus dem Bett oder hat Antriebsschwierigkeiten, lohnt es sich, sich ganz kleine Ziele zu überlegen und diese umzusetzen. Schon ein Liegestütz und hundert Meter um den Block zu gehen, können ein wahrer Gewinn sein. Große Ziele realisiert man, indem man konstant kleine Ziele umsetzt.

Ungefähr ein Jahr lang ging ich mit einem Freund zweimal in der Woche ins Fitnessstudio und zweimal in der Woche vier Kilometer laufen. Ich war schlank geworden und hatte an Muskelkraft dazugewonnen. Eines Tages kam mein Bruder aus dem Fitnessstudio, in dem er Karate machte, und sagte zu mir, dass dort ein Boxkurs angefangen habe und ob das nichts für mich wäre. Ich hätte doch mal angedeutet, dass ich gern boxen würde. Das, was mein Bruder meinte, war eine eigenartige Angewohnheit von mir. Ich hatte oft mit Dingen geprahlt, die ich erst später realisierte. So auch das Boxen. Seit der Grundschule hatte ich regelmäßig damit angegeben, dass ich boxen würde. Ich hatte es zum Beispiel in die Freundschaftsbücher anderer Klassenkameraden und -kameradinnen bei den erfragten Hobbys hineingeschrieben. Mein Bruder machte sich umgehend über solche Lügen lustig, weil er genau wusste, dass ich zu dem Zeitpunkt noch nie einen Boxerverein von innen gesehen hatte. Komischerweise hatte ich die Tendenz, solche früheren Lügen irgendwann in die Tat umzusetzen.

So war es auch beim Boxen oder beim Türsteherjob. Also suchte ich, basierend auf meiner Lüge in der Grundschule, besagten Boxkurs im Fitnessstudio meines Bruders auf. Als ich dort ankam, sah ich den unangenehmen Karatetrainer, der mich keines Blickes würdigte, da ich sein Training verschmäht hatte. Nachdem ich mich umgezogen hatte, betrat ich den Trainingsraum, in dem ein Sandsack hing, an dem zwei russische Typen Kombinationen übten. Beide sahen aus wie Ivan Drago. Sie grüßten mich mit einem stummen Nicken, und ich fragte sie, wo der Trainer sei. Sie entgegneten mir mit gebrochenem Deutsch: »Trainer heute nix da, wir heute Trainer, kannst du machen mit.« Ich hatte Schiss, konnte aber jetzt nicht sagen, dass ich gehe. Da stand ich nun, fünfzehn Jahre alt, etwas sportlich, mit zwei muskelbepackten Russen, die harte Kombinationen gegen den Sand feuerten. Sie waren wortkarg, aber immerhin so nett, dass sie mir ein paar Bandagen gaben und mir zeigten, wie man diese band. Als ich die Bandagen gebunden hatte, brachten sie mir bei, wie man eine linke Gerade schlug. Ihre Technik war nicht sauber, sodass ich später im Verein noch einmal nachlernen musste. Aber für den Anfang erklärten sie mir das Prinzip ganz gut.

Nachdem ich zehn Minuten linke Gerade in die Luft geschlagen hatte, durfte ich gegen den Sandsack hauen, immer im Wechsel mit Vassili, so hieß der Jüngere von ihnen. Viktor, der Ältere, kontrollierte unsere Technik und stieg dann selbst noch eine halbe Runde am Sandsack ein. Ich war stolz, dass es so gut lief, und hätte jetzt noch ewig auf den Sack hauen können. Nach der letzten Runde gab mir Viktor aber den Befehl, ein paar dicke Boxhandschuhe anzuziehen, die in der Ecke lagen. Dann fragte er mich: »Hast du Mundschutz?« Ich verneinte. Er antwortete: »Geht auch ohne!« Zwischenzeitlich hatten wir alle 14-oz-Boxhandschuhe an, und Victor gab mir zu verstehen, dass jetzt die erste Runde Sparring losgehen würde. Also, erste Runde Vassili gegen Philipp. Irgendwie hielt ich meine Arme hoch und versuchte zaghaft, mit der eben erlernten Führhand meinen Gegner aufzuhalten. Der scherte sich jedoch recht wenig darum, dass ich bis vor einer halben Stunde noch nie geboxt hatte, und haute mir eine doppelte Führhand auf die Nase. Ich merkte direkt, wie weh das tat, und dass Blut aus meiner Nase schoss.

In mir tobte es: gehen oder bleiben? Ich stürmte auf Vassili los und versuchte mit allem, was ich hatte, auf ihn einzuschlagen, mit dem Resultat, dass ich die nächste Führhand ins Gesicht bekam, gefolgt von einer rechten Geraden, die er aber nicht ganz durchzog. Viktor unterbrach kurz und wies mich darauf hin, dass ich mehr mit der Führhand arbeiten sollte. Ich hatte kaum Luft, aber gab mein Bestes, das Sparring wurde mehr und mehr zur Keilerei. Ich haute, traf nicht, während ich permanent getroffen wurde. Aber ich blieb tapfer. Gegen Ende der drei Runden hatte ich keine Luft mehr. Das Blut lief nur so aus meiner Nase, und ich merkte, dass ich eine deutliche Schwellung unter dem linken Auge hatte. Die zwei Russen waren fair, aber sehr hart. Ich hatte meine Feuertaufe bestanden und zeigte am anderen Tag jedem in der Schule stolz mein fast zugeschwollenes Auge.

Ich war wie elektrisiert. Ich hatte zwar enorm viel eingesteckt, war aber stehen geblieben und hatte das erste Mal gemerkt, was kämpferisch in mir steckte. Immerhin hatte ich drei Runden mit zwei erwachsenen Männern überstanden, die, wie sich später herausstellte, beide Angehörige russischer Spezialeinheiten gewesen waren und in Deutschland als Psychiatriepfleger arbeiteten. Es gab mir das Gefühl, kein Niemand und kein Opfer mehr zu sein. Obwohl ich aus einem Auge fast nichts mehr sah, ging ich die nächsten drei Monate zweimal in der Woche zum Boxen. Angespornt lief ich mehr und machte Liegestütze wie ein Besessener. Gleichzeitig versuchte ich, alles über das Boxen herauszufinden, was ich herausfinden konnte.

Gegen Ende dieser drei Monate tauchten in dem Fitnessstudio beim Boxtraining ein blonder Mann und ein älterer

Mann mit Schnurrbart auf, die beide dicke Goldketten mit Boxhandschuhen um den Hals trugen und uns interessiert beim Training zuschauten. Ich dachte mir nichts dabei, arbeitete ein bisschen und brachte mir immer noch in mühevoller Kleinstarbeit Seilspringen bei. Danach machte ich mit Victor und einem anderen Anfänger ein bisschen Sparring und vergaß die zwei Männer im Hintergrund. Einen Mundschutz hatte ich mittlerweile. Gegen Ende des Trainings stellten sich die beiden vor und erklärten, dass sie Trainer in einem offiziellen Boxverein in der Nachbarstadt wären und mich gerne zu einem Probetraining einladen würden. Ich war total erfreut und konnte mir nichts Genaues unter »Boxen im Sportverein« vorstellen, aber ich willigte ein. Seit ich boxte, hatte sich mein Alltag komplett gewandelt. Ich trainierte unter der Woche die ganze Zeit, machte meine Schulaufgaben und war so gut wie nicht mehr in der Stadt unterwegs, außer an den Wochenenden. Da betranken wir uns regelmäßig in unserer Stammkneipe im Nauwieser Viertel.

Eine Woche später fuhr ich mit dem Zug ins benachbarte Völklingen, Regionalexpress 17:15 Uhr, Ankunft Gleis zwölf. Diesen Zug würde ich die nächsten drei Jahre dreimal in der Woche nehmen, um pünktlich zum Boxtraining zu erscheinen. Ich stieg in Völklingen aus und lief zur Trainingshalle, wo mich die beiden Trainer mit distanzierter Freundlichkeit begrüßten. Am selben Tag wurde ich für fünf DM monatlich Mitglied eines Boxvereins. Ich trainierte ab diesem Zeitpunkt jeden Abend, davon dreimal im Verein, später dann zweimal am Tag.

Die Halle war riesig. Zu Trainingsbeginn wurden zwei Bodenringe aufgebaut, an der Wand hingen zehn Sandsäcke. Alles lief völlig strukturiert und organisiert ab. Nachdem alles aufgebaut war, musste man fünf Runden draußen auf dem Platz laufen und dann zurück in die Halle und sechs Runden Schattenboxen absolvieren. Im Anschluss ging es für zehn Runden an den Sandsack oder ins Sparring. Die Trainer pickten sich einzelne Schützlinge heraus, mit denen sie an den Schlagkissen oder vor dem Spiegel an der Technik feilten. Die fünf Runden um den Platz konnte ich mittlerweile problemlos laufen, konditionell stand ich das Training gut durch. Ich war inzwischen 1,84 Meter groß und wog ungefähr 82 Kilo. Von dem dicken Jungen, der regelmäßig von der Gang eine aufs Maul bekommen hatte, war physisch nicht mehr viel übrig. Die beiden Trainer waren zufrieden.

Mit dem Eintritt in den Boxverein veränderte sich so ziemlich alles an mir. Nach kurzer Zeit schnitt ich meine langen Haare ab und rasierte mir einen kahlen Schädel, damit mein Kopf besser in den Sparring-Helm passte. Keiner von den alten Boxern hätte lange Haare akzeptiert, und jeder hätte einen Spruch losgelassen. Es war klar, dass lange Haare, Metal-Shirts oder ähnliche Dinge hier keinen Platz hatten. Man kam ordentlich angezogen hierher. Ich hatte nun kurze Haare, trug meistens eine blaue Bomberjacke und Kapuzenpullis. In der Schule bemerkte man auch eine Veränderung, ich hatte eigentlich konstant ein blaues Auge, war aber alles in allem viel disziplinierter und fokussierter, da mir das Boxen eine geordnete Tagesstruktur gab. Außer an den Wochenenden hingen wir kaum noch ab. Es hatte sich aber bereits überall herumgesprochen, dass die »Brüdda« jetzt Kampfsport machten.

Irgendwann kam der Tag – es war nach einem Sparring, in dem ich mich ganz gut angestellt hatte –, als einer meiner Trainer meinte, dass ich allmählich meinen ersten Kampf absolvieren sollte. Was der Trainer sagte, war Befehl. Zwei Wochen später sollte ich beim Grenzlandturnier in der Don-Bosco-Schule in Altforweiler meinen ersten Kampf im Junioren-Halbschwergewicht bestreiten. Ich hatte Angst, hätte das aber nie zugegeben, und ergab mich in mein Schicksal. Sparring, also Trainingskämpfe im Verein, lagen mir, die Trainer wachten darüber, dass es keine exzessive Keilerei gab. Es wurde Wert gelegt auf Technik und darauf, dass man etwas lernte. Es war ein geordneter Sportverein, in dem auch nicht toleriert wurde, dass jemand, der überlegen war, sich an Schwächeren vergreift. Das hatte mein Trainer bewiesen, als er einen durch Anabolika aufgeblasenen Hünen im Ring in die Schranken wies, der uns junge Buben mit riesigen Schwingern attackiert hatte. Jeder draußen auf der Straße hätte meinen Trainer unterschätzt. Er war ein friedlicher Hüttenarbeiter mit vollem blondem Haar, leicht platter Nase und gutmütigem Gesicht. Ich bewunderte die Leute im Verein. Mit ihnen zusammen zu sein, hieß zu lernen, nicht mehr ohnmächtig zu sein, nicht mehr gedemütigt zu werden, sich in allen Lebenslagen wehren zu können. Es kam mir nicht in den Sinn zu sagen, dass ich Angst vor einem Kampf in einem Ring hätte.

Der erste Kampf fand an einem Samstag statt. Ich war um neun Uhr wach und tigerte wie ein nervöses Huhn durch die Wohnung. Ich kontrollierte 25 Mal meine Tasche und sah nach, ob ich Mund- und Tiefschutz dabeihatte, und ließ mich dann von meiner Mutter um dreizehn Uhr an die Don-Bosco-Schule nach Altforweiler fahren. Mein Trainer nahm mich in Empfang, und dann ging das Prozedere los. In einer Umkleide war die Waage. Jeder von uns musste gewogen werden. Ich brachte 81 Kilo auf die Waage und sah beim Wiegen das erste Mal meinen Gegner. Er war so groß wie ich, aber etwas muskulöser, und hatte schon einen Kampf gemacht, den er aber laut Wettkampfpass verloren hatte. Die ganze Halle war voll mit Männern aller Altersklassen, ganz viele hatten flach geschlagene Nasen. Zwischendrin ein paar Zuhälter mit Goldketten und damals noch viel Haarspray in den Haaren.

Allein der Parkplatz vor der Halle wäre eine Sozialstudie wert gewesen. Zwischen japanischen Kleinwagen, auf denen Logos von Boxvereinen klebten, standen irgendwelche Porsche Turbos oder tiefergelegte S-Klasse-Mercedes. Allen

Fahrzeugen war gemein, dass kleine Boxhandschuhe am Rückspiegel hingen. Was mich trotz meiner Angst elektrisierte, waren die sehr hübschen Mädchen, die in der Halle anwesend waren. Viele junge Kämpfer hatten ihre Freundinnen dabei, und die unterschieden sich deutlich von den braven Gymnasiummädchen, die ich so kannte. Viele waren russische Spätaussiedlerinnen, hatten enge Kleider an, trugen hohe Schuhe und sahen attraktiv aus. Vereinzelt im Schlepptau der Zuhälter waren Prostituierte, die für mich wie Wesen aus einer anderen Welt wirkten. Es war eine geschlossene Gemeinschaft. Viele der Nachbarvereine waren »Milieu«-Vereine, in denen sich Zuhälter immer noch für »Revierauseinandersetzungen« fit hielten. Mit meinem ersten Kampf betrat ich auch eine neue Welt, die Welt des Milieus, des Nachtlebens und der Türsteherei. Eine Welt, in der andere Codes galten, und die absolut nichts mit meiner bürgerlichen Anwaltssohn-Herkunft und meiner Sozialisation auf einem linken, bildungsbürgerlichen Gymnasium zu tun hatten. So sehr ich auch den ganzen Nachmittag Angst hatte, wollte ich nur eines: zu dieser Welt gehören. Mir war damals schon klar, dass es viel um Gewalt und Status ging, aber die Protagonisten strahlten für mich Überlegenheit und Stolz aus. Das hatte ich so noch nie gesehen.

Ich schlich durch die Halle, sah immer wieder meinen athletischen Kontrahenten aus Kaiserslautern und war innerlich ganz verstört. Als Traumatherapeut würde ich heute sagen, ich war komplett dissoziiert. Aber keiner der Akteure, weder Trainer noch Assistenztrainer oder andere Vereinskameraden, die ihre Kämpfe machten, sprachen darüber, was eigentlich jeder empfand, der kämpfen musste. Die Angst, die man vor solchen Kämpfen hat. Niemand gab zu, dass er Angst hatte oder dass man Angst haben durfte. Es war ein Tabu, darüber zu reden. In dieser Welt redete man nicht über Gefühle.

Irgendwann rief mich mein Trainer in die Umkleide und gab mir zu verstehen, dass es bald losgehen würde und dass wir uns jetzt aufwärmen müssten. Ich zog also zuerst meinen Tiefschutz an, danach die Wettkampfhose und das Trikot und bandagierte mir die Hände. Dann ging das Aufwärmen los. Bei kleinen Amateurturnieren ist das immer eine wahre Herausforderung, gerade im Herbst oder Winter, da man sich nicht draußen warm machen kann. Alle Kämpfer bewegen sich meist zwischen zwei Umkleiden und den Duschen sowie der Eingangshalle. Wir wärmten uns mit Pratzen, den typischen Schlagkissen, die der Trainer über beide Hände zieht, in der Dusche auf. Der Trainer hob die Hand und ich knallte eine Führhand in das Kissen, dann eine Dreier-Serie, dann wieder eine Führhand. Irgendwann war ich warm genug, wurde in ein Handtuch gepackt und musste weitere quälende zwanzig Minuten warten.

Dann holten mich mein Trainer und der Assistenztrainer, und ich musste den ewig langen Weg von der Umkleide zum Ring gehen. Ich nahm jetzt schon nichts mehr wahr und lief einfach hinterher. Wir hatten die blaue Ecke, deshalb trug ich blaue Handschuhe. Mein Trainer ging vor, hob das Ringseil hoch, und plötzlich stand ich im Ring. Das erste Mal in meinem Leben in einem Hochring, und 300 bis 400 Augenpaare schauten mich an. Es war nur noch mein Körper da, der Rest war irgendwo anders. Mein Trainer redete ruhig auf mich ein und sagte Sätze wie: »Mach nur das, was du kannst, du bist gut vorbereitet, immer schön mit der Führhand starten.« Kurz vor dem Kampf gab es noch zwei Tropfen Minzöl unter die Nase, eine Prozedur, die ich hasste, weil fast jeder Boxverein das machte. Am Schluss waren die Handschuhe voll mit Minzöl und man bekam nicht nur dicke Augen geschlagen, sondern auch noch das Öl in die Augen geschmiert, was die ganze Sache nicht besser machte. Der Trainer verließ den Ring. Er stand neben mir in der Ecke, aber hinter den Seilen. Der Ringrichter kam in den

Ring und rief den Boxer aus Kaiserslautern und mich in die Mitte. Wir standen uns gegenüber, er schaute mich bewusst böse an. Ich war dazu kaum noch in der Lage, gab aber mein Bestes, ebenfalls böse dreinzuschauen. Der Richter sagte seinen üblichen Text, ich hörte gar nicht richtig zu. Mir war nach der Ansprache nur klar, dass wir sauber boxen und keine Innenhände schlagen sollten. Er schickte uns zurück in die Ecke, wo mein Trainer noch stand, dann ertönte der Rundengong und der übliche Satz wurde vom Ringsprecher ins Mikro gesprochen: »Ring frei zur ersten Runde!« Ich tänzelte in die Mitte und versuchte, meinen Gegner mit der Führhand abzutasten. Aber ehe ich meine ins Ziel bringen konnte, wurde ich schon von seiner doppelten Führhand getroffen, die wahlweise auf meinem rechten oder linken Auge einschlug. Irgendwie machte der Boxer vor mir Sachen, die ich nicht verstand und gegen die ich kein Mittel fand. Tapfer wehrte ich mich. Der Gegner klopfte mich über drei Runden so mürbe, dass ich kaum noch etwas sah und am nächsten Tag beträchtliche Kopfschmerzen hatte. Zu Boden oder k. o. schlagen konnte er mich jedoch nicht. Ich war recht stabil, wenn ich nicht gerade betrunken im Ring stand.

Was mir bis zum heutigen Tage auch in meinem Beruf als Traumatherapeut aus diesem Kampf geblieben ist, ist die Beobachtung der menschlichen Fähigkeit zur Dissoziation. Während des gesamten Kampfes, vor allem, als ich merkte, dass ich gegen die gegnerischen Schläge kein Mittel fand, starrte ich auf die Turnhallenuhr und versuchte, dort die Zeit zu lesen, während in meinem Gesicht eine Führhand nach der anderen einschlug. Ich weiß bis heute noch, was ich gedacht habe: Es muss ja bald vorbei sein. Doch da klatschte bereits die nächste Führhand in mein Gesicht.

Ich kassierte Schlag um Schlag und war in einer völlig ausweglosen Situation. Ich hätte sie jederzeit verlassen können, das hätte ich aber nicht gewagt, weil ich kein Feigling sein wollte. Diesen Boxkampf nutze ich noch heute, wenn ich meinen Patienten und Patientinnen erklären will, wie Dissoziation funktioniert. Aus der ganzen Not meiner Kindheit und Jugend, wo ich von den paar Momenten abgesehen, in denen ich selbst Täter an anderen geworden bin, häufig Opfer war, hatte sich die Überzeugung verfestigt, sich um jeden Preis wehren können zu müssen, und dafür setzte ich mich auch einem solchen Kampf aus, in dem ich nur auf die Schnauze bekam. Nie hätte ich gewagt, die Situation zu verlassen. Nie hätte ich gewagt zu denken, dass es für mich auch andere Lösungen gab. Heute als erwachsener Mann könnte ich einen solchen Kampf viel besser durchstehen, da ich A über die Macht von Traumatisierungen weiß und B jederzeit den Mut habe, Situationen zu verlassen. Beachtlich finde ich bis heute, wenn ich an diese Szene denke, meine Fähigkeit, komplett aus meinem Körper, aus meinem Schmerzempfinden und dem zeitlichen Empfinden der Situation hinauszugehen. Erst Jahre später wurde mir klar, wie stark meine Fähigkeit, zu dissoziieren, seit frühester Kindheit ausgeprägt war und wie viel gefährliche und aversive Situationen ich im Erwachsenenleben aufgrund dieser Fähigkeit gesucht und durchgestanden hatte.

Der Kampf war zu Ende, trotz der schweren Schläge bin ich nicht zu Boden gegangen oder war angezählt worden. Ein erster Erfolg, wie mein Trainer meinte. Obwohl ich verloren hatte, hatte ich in den Augen der anderen trotzdem Mut und Steherqualitäten bewiesen. Die Not, die ich ertragen hatte, wechselte in eine verhaltene Form von Stolz – ich merkte, dass ich ein harter Junge war. Ich war jetzt ein Boxer, einer, der schon einmal im Seilgeviert gestanden und einen Kampf bestritten hatte. Ich gehörte dazu und erfuhr so etwas wie Achtung. Es war das erste Mal, dass ich mich nicht mehr als kleiner, viel zu dicker, hässlicher Junge fühlte. Trotz der Niederlage nahm ich das Training ernst und trainierte wie besessen. Ich ging laufen und machte

Liegestütze und wurde zu einem schlanken, athletischen jungen Mann. Auch bei den Frauen hörte mein Leidensweg auf.

Mädels und andere Grausamkeiten

Frida sitzt vor mir und erzählt mir, wie hässlich sie sich findet. Sie lehnt ihren Körper komplett ab, findet sich zu dick und kann sich nicht vorstellen, dass man etwas an ihr findet. Auf Nachfrage gibt sie zwar zu, dass sie eine Menge Verehrer hat, aber glauben kann sie das irgendwie alles nicht. Wenn ein junger Mann ihr sagt, dass sie hübsch sei und er gerne einen Kaffee mit ihr trinken würde, denkt sie immer, er würde eine andere meinen. Selbst wenn ihre Freundinnen ihr rückmelden, dass sie einen tollen Mann datet, kann sie es nicht glauben. Ich kenne Frida schon länger, sie ist eine sehr gut gekleidete und gutaussehende junge Frau, bei der sich aber in Therapie schnell herausgestellt hat, dass sie keine realistische Wahrnehmung von ihren äußeren Vorzügen und ihrem Auftritt im öffentlichen Raum hat. Auch die Wirkung auf das andere Geschlecht ist ihr bis jetzt zum größten Teil verborgen geblieben. Frida ist bei einer alleinerziehenden, stark traumatisierten Mutter groß geworden, die in depressiven Phasen häufig ungewaschen im Bett gelegen hat und sich nicht um ihre kleine Tochter kümmern konnte. Frida ist schon früh in die Rolle der Hausfrau und der Ersatzmutter für die eigene Mutter geschlüpft. Diese hat sich gehen lassen, hat zu viel gegessen und war mit vierzig physisch wie optisch total heruntergekommen. Später, nach einer Langzeittherapie, hat sie Frida gestanden, dass sie sich unbewusst immer hässlicher gemacht habe, um sich nicht erneut sexueller Gewalt durch Männer auszusetzen. Frida ist mit der kranken Mutter allein gewesen. Der Vater hat sich schon früh vom Acker gemacht. Sie war ein hübsches Mädchen, hatte jedoch keine Anleitung, wie man eine Frau wird, und ist ab der fünften Klasse systematisch von einer Mädchengang, die in der Klasse den Ton angab, gehänselt worden. Alles Töchter aus gutem Hause, die weit mehr Glück hatten als sie, deren Mütter ihnen einen leichten Einstieg ins »Frausein« ermöglichten. Insgeheim haben die Mädels wohl mitbekommen, dass Frida sehr hübsch war. In ihrer pubertären Rohheit haben sie sie jedoch fertiggemacht und auch die tollen Jungs in der Klasse gegen sie aufgebracht, um eine Konkurrentin weniger zu haben. Der Psychologe nennt dieses Verhalten Mobbing oder Bullying. Mobbing hat psychisch die gleichen Folgen wie eine Typ-Zwei-Traumatisierung. Frida hat bis weit in die Pubertät ein Martyrium an ihrer Schule erlebt, das sie nachhaltig geprägt hat. Glücklicherweise hat sie mit fünfzehn angefangen, in einer Boutique zu jobben. Dort hat sich eine ältere Verkäuferin, die sehr stilsicher und mütterlich war, ihrer angenommen und ihr ein Verständnis vom Frausein vermittelt, wozu ihre traumatisierte Mutter nicht in der Lage war. Nach und nach hat Frida sich aus der traurigen Situation ihrer Pubertät befreien können.

Diese Scham, die Frida beschreibt, kenne ich nur zu gut. In meiner Pubertät und bis in das junge Erwachsenenalter wurde mir beim anderen Geschlecht nichts geschenkt, und die erfahrene Beschämung sitzt zum Teil bis heute tief. Auch wenn die Mädels es nicht so meinten, musste ich erfahren, dass Kinder grausam sein können. Als es mit elf oder zwölf mit den ersten gemischten Partys losging, war ich ein dicker Junge, der peinliche Klamotten nach dem längst veralteten Modegeschmack seiner Mutter trug und bei seinen Eltern auch keine Anleitung fand, wie man sich modisch im Teenageralter kleidet. Mein Vater stammte noch aus der Zeit, als man im Anzug zur Uni ging, und meine Eltern bewegten sich grundsätzlich in Anzug und Kostüm durch die Gegend, wie es sich für Anwälte gehört. Casual gab es nicht.

Ich erinnere mich noch gut an eine der ersten Partys in der sechsten Klasse. Wir waren alle schon in der Pubertät oder kurz davor. Die Mädchen waren es sicher. Es war eine dieser Partys, wo Cola, Fanta und Erdnuss-Flips auf den Tischen standen, Alkohol gab's noch nicht, dafür aber eine Discokugel. Aus einer 300-DM-Stereoanlage wurde ohne Unterlass von Stevie B *Because I love you* gespielt oder *Hammer Time* von MC Hammer. Diese Partys waren mein erstes Herantasten an das andere Geschlecht. Ich kann mich heute noch daran erinnern, dass ich schon damals von tiefsitzenden Schamgefühlen geplagt wurde, die unbewusst zum einen auf mein erlebtes Trauma in der Kindheit zurückgingen und zum anderen auf das konstante Gefühl, zu doof zu sein, weil ich ja seit fünf Jahren ein Schulproblemfall war. Dass Kummerfressen, das mich fett gemacht hatte, legte eine dritte Schicht darauf.

Exkurs

Psychisches Leid hat die Angewohnheit, sich Schicht für Schicht aufzubauen. Eine gesetzte Ursache führt zu immer wiederkehrenden und sich daraus neu bildenden Problemen. Bei mir bewirkte ein Trauma im Alter von vier bis fünf Jahren massive dissoziative Phänomene, die im Schulalter große Lernschwierigkeiten nach sich zogen. Diese Lernschwierigkeiten verursachten neue Beschämung und aversive Erfahrungen, die wiederum vom Individuum bewältigt werden müssen, was bei mir zur Kompensation mit viel Nahrung, insbesondere Süßigkeiten, führte. Das wiederum endete in einer Fettleibigkeit, die eine neue Kette des Erlebens von Beschämung in Gang setzte. Diese aufeinander aufbauenden Erlebnisse werden im Gehirn abgespeichert und wirken dort fort. Werden diese Knoten nur mit reiner Verhaltenstherapie bearbeitet, die hauptsächlich auf verbaler Interaktion basiert und selten emotional aktivierend arbeitet, was bedeutet, den alten Schmerz noch einmal an die Oberfläche zu holen, bleibt das Leid des Patienten bestehen, obwohl er Therapie macht. Diese Ketten dem Patienten bewusst und verständlich zu machen und den daraus resultierenden Schmerz zu integrieren, ist die vordringliche Aufgabe jeder Traumatherapie. Man muss sich immer klarmachen, dass Traumatisierungen auf ganz vielen Ebenen schädigen. Meine Traumatisierung in der Kindheit nahm mir zunächst die Fähigkeit, normal am Schulbetrieb teilzunehmen, veränderte die Beziehung zu meinem Körper durch die traumatische Handlung und die spätere Kompensationshandlung (Beruhigung durch Nahrung), schaffte ein Ekelgefühl für den eigenen Körper und die grundlegende Überzeugung, inkompetent und dumm zu sein, was die bereits bestehenden Schamgefühle noch verstärkte. Traumatherapie heißt immer, den Weg zurückzugehen, bis zum Anfang der Traumageschichte des Patienten. Die Geschichte des Patienten muss richtig erzählt werden. Es muss ihm klar gemacht werden, dass er für das, was ihm widerfahren ist, nicht verantwortlich ist, und dass viele seiner Verhaltensweisen im Leben mit seinen traumatischen Erlebnissen zusammenhängen.

Die Partys damals hatten einen rührenden Aufbau. Betrachte ich sie heute als Erwachsener, der weiß, welche Sauf- und Katastrophenorgien danach folgen sollten, hatten diese Abendveranstaltungen von siebzehn Uhr bis maximal 24 Uhr tatsächlich etwas ungeheuer Rührendes. Es wurde getanzt, obwohl es eigentlich keiner konnte. Die Tanzschule kam später. Das Tanzen sah niedlich aus, man fasste sich bei den Hüften und versuchte, sich im Takt der Musik zusammen zu drehen, achtete aber tunlichst darauf, dass man sich nicht zu nah kam, weil man insgeheim wusste, dass man dafür noch zu jung ist. Keiner von uns wusste, wie Küssen geht, geschweige denn mehr. Liefen die Partys später darauf hinaus, sich möglichst schnell zu besaufen und dann jemanden zu finden, mit dem man rummachen konnte, führte das Asexuelle bei diesen Kinderpartys dazu, dass man immer wieder zwischen Tanzen und Spielen abwechselte. Irgendwie fühlte ich mich sehr wohl auf diesen Veranstaltungen. Es hatten schon zwei oder drei stattgefunden und nun gab es die nächste. Innerlich fand ich ein bisschen zu Freude und Leichtigkeit zurück, die mir während meines permanenten Lernbootcamps in der Kindheit genommen worden waren. Es lag Hoffnung in der Luft. Wenn ich diese Zeilen heute als Psycho- und Traumatherapeut schreibe, wird mir bewusst, wie viel ich damals schon als Kind mitgemacht hatte. Diese haftähnlichen Nachmittage, an denen andere Kinder spielten und ich bis zu fünf Stunden Deutschnachhilfe machen musste, hatten tiefe Wunden bei mir hinterlassen. Ganz zu schweigen von den anderen, die schon in mir drinsteckten.

Der Vorfall, der sich bis heute in meine Seele einbrennen sollte, obwohl er aus der Erwachsenenperspektive banal erscheint, fing eigentlich harmlos an und dauerte nicht lang. Wir waren mal wieder vom Schnulzentanzen zum Spielen gewechselt und spielten Flaschendrehen. Derjenige, auf den die Flasche zeigte, musste gestehen, für wen er in der Klasse schwärmte. Eigentlich ein niedliches, harmloses Spiel. Es ging auch liebenswürdig los, die Flasche zeigte zuerst auf eine Klassenkameradin, die direkt gestand, für meinen Bruder zu schwärmen, der mit seinem feinen Gesicht und seinem lockigen Haar sehr gut aussah. Es hatte etwas Friedliches, und mein Bruder lachte verlegen zurück, als das Mädchen ihm sagte, dass sie ihn toll fand. Es ging ein paar Runden so weiter, und mir war auch klar, für wen ich schwärmte. Ich dachte auch in meiner kindlichen Naivität, dass es ein schöner Moment sein würde, das kundzutun. Der Augenblick der Wahrheit war gekommen, als die Flasche auf mich zeigte. Ich drehte mich freundlich in die Richtung des Mädchens, das mir schräg gegenübersaß, und sagte meinen Text, dass ich sie ganz süß fände oder so etwas in der Art. Eigentlich so einfach und so unkompliziert. Die von mir Angehimmelte hatte jedoch einen sonderbaren Umgang mit Freundlichkeiten. Sie drehte sich zu einer Freundin, wurde knallrot im Gesicht, zeigte mit dem Finger auf mich, machte ein Würg- und Kotzgeräusch und prustete in den Raum: »Iiih, das fette Schwein will was von mir!« Dann fiel sie ihrer Freundin lachend in den Arm. Für einen Augenblick herrschte Stille, ich war wie erstarrt, mein Bruder guckte mich von der Seite an und sagte, um meine Lähmung zu überdecken: »Ist ja nicht so schlimm!«

Exkurs

Wenn ich jetzt diese Szene hier beim Schreiben aufleben lasse, wird mir klar, welche Macht sie über mich gehabt hat und bis heute noch hat. Seit ich mich für meine Arbeit als Traumatherapeut in Hypnose weitergebildet habe, weiß ich, wie sehr sich einzelne Sätze im Unterbewusstsein festsetzen können. Diese Wirkung beobachte ich jeden Tag bei meinen Patienten, wenn ich mit ihnen aufdeckend arbeite. Plötzlich schießt aus ihrem Unterbewusstsein ein Satz hoch, eine Überzeugung, eine Bemerkung eines Dritten, die so viel Macht hat über ihr Leben, dass man es sich als Laie kaum vorstellen kann. Die wichtigste Aufgabe in der Traumatherapie oder in einer Therapie, die tief gräbt, ist es, an solche Szenen zu kommen und sie zu löschen oder neu zu bewerten, damit sie nicht weiter das Leben eines Patienten bestimmen. Erleidet ein Patient Schläge durch seinen Vater, ist die physische Gewalt die eine Sache, die immer wieder vom Vater dabei formulierte Erniedrigung wie »Du ekelhaftes Stück Dreck, aus dir wird nichts!" die andere. Und solche Sätze wirken ein Leben lang. Wie oft sitzen Menschen vor mir und fühlen sich, weil sie von den Eltern oder anderen so beleidigt und erniedrigt wurden, im wahrsten Sinne des Wortes wie ein Stück Dreck und bewegen sich genau in dem gedanklichen Rahmen, den einem diese Sätze zugeteilt haben. Traumatherapie löst einen inneren

Käfig aus Gewalt und Beleidigung auf, in den der Patient eingesperrt wurde und der ansonsten ein Leben lang fortbesteht.

Im Prozess des Schreibens wird mir wie in einer Art Bibliotherapie erst klar, unter welchen Fluch mich dieses scheinbar so banale Ereignis gestellt hat. Wenn das arme Mädchen, das diese Szene verursacht hat, wüsste, was sie damals angerichtet hat, würde sie sich wohl eine Zeitmaschine bauen, um dies ungeschehen zu machen. Kinder sind grausam und treten in Wunden, die sie gar nicht sehen. Ganz lange Zeit wusste ich nicht, wer ich bin und wo ich im Raum zum anderen Geschlecht stehe. Dies hat mit meiner Initialtraumatisierung und den Begebenheiten, die sich daran angeschlossen haben, zu tun. Obwohl ich immer hübsche Freundinnen hatte, habe ich kein Gefühl dafür, wie ich aussehe und wie ich nicht aussehe. Ein Trauma und seine Folgen kappen das Gefühl zu sich selbst, zum eigenen Körper und verursachen eine Nichtwahrnehmung oder Falschwahrnehmung der eigenen Person. Selbst als Therapeut ist es mir in ein paar Therapien passiert, dass Patientinnen sich in mich verliebt haben und ich es überhaupt nicht bemerkt habe. Ich konnte das erst in Supervisionsstunden herausarbeiten, da ich kein gutes Gefühl für meine Wirkung im Raum habe, auch als Mann nicht.

Nach diesem betrüblichen, präpubertären Supergau entwickelten sich die Dinge ein wenig besser. Mit ungefähr vierzehn hatte ich einen guten Freund, der alles von zu Hause hatte, was man brauchte, um bei Mädels anzukommen. Meine Eltern waren aus der Zeit gefallen und konnten uns nicht den Style vermitteln, den wir gebraucht hätten. Mein Freund R. war ein bildhübscher Junge, der einen exzellenten Modegeschmack hatte und auf den die Mädchen flogen. Die Tatsache, dass er schon früh mit den lokalen Hooligans herumhing, änderte daran nichts. Seine freundliche, selbstverliebte Art, die für einen Hooligan wenig Gewalt ausstrahlte, verzauberte alle. Er sah so aus, als käme er von einem Boyband-Casting. Er hatte immer eine Freundin und Kontakt zu Mädels, die auch in der Stadt oft dabei waren. Leider führte mein Antifa-Kleiderstil gepaart mit einer Prise Heavy Metal zu keinem durchschlagenden Erfolg. Beim anderen Geschlecht war ich der gute Zuhörer und wurde direkt in die »Friendzone« einsortiert. Eine Eigenschaft, die mir heute allgemein und auch beim anderen Geschlecht von Nutzen ist.

Häufig denke ich darüber nach, wie diese Fähigkeit, die ich in der Pubertät so gehasst habe, weil ich eben nur der gute Zuhörer war, mir heute von Vorteil ist. Dieses Phänomen habe ich schon oft in meinem Leben und im Leben meiner Patienten beobachtet, nämlich dass Situationen in manchen Lebensabschnitten als extrem schlimm empfunden werden, aber dass Dinge, die man in diesen Situationen lernt, später von ungeheurem Nutzen sind. Wie oft bekam ich in der besagten Zeit den Satz zu hören: »Du bist mein bester Freund, leider fehlt irgendwas.« Natürlich gab es immer wieder kleine Knutschereien auf irgendwelchen Partys, irgendwann im Frankreichurlaub verlor ich meine Jungfräulichkeit, aber eine erste Liebe ließ auf sich warten. Die anderen Jungs machten das deutlich besser, mein Bruder war sehr beliebt, weil er durch sein Karatetraining einen anderen Umgang hatte und sich viel sportlicher und eleganter kleidete. Der Wendepunkt kam, als ich mit dem Boxen anfing und sich mein Aussehen zusehends vom großen dicklichen Jungen in den Modus »durchtrainierter Straßenschläger« wandelte.

Beim Boxen tauchte ich in eine Männerwelt ein, in der nur Jungs waren, die auf irgendeine Art und Weise Alphatiere sein wollten. Im Boxverein mischt sich alles, von den stolzen Türkenjungs über den gestylten Hooligan bis hin zu den Achtzigerjahre-Luden, die immer noch im Boxmilieu rumhingen und Seite an Seite mit Polizeibeamten trainierten. Eingerahmt wurde dieses Sammelsurium an scheinbaren Unvereinbarkeiten durch hart arbeitende Männer aus der lokalen Stahlindustrie. Diese Mannsbilder öffneten mir einen anderen Zugang zu meinem eigenen Jungen- und Mannsein. Von dem dicklichen Jungen, der aus lauter Schamgefühl permanent kiffte und in der ständigen Angst lebte, von irgendwelchen Mitgliedern der lokalen Jugendgang verprügelt zu werden, wurde ich innerhalb von einem Jahr zu einem, der sich nichts mehr gefallen ließ, der zehn Kilometer in 46 Minuten lief, einen Waschbrettbauch hatte und dreimal am Tag trainierte. Selbst die konstant bleibenden Saufereien am Wochenende konnten diese neue Hochform nicht zerstören. Unzählige Male stand ich in der Sporthalle in Völklingen, wischte mir das Blut aus dem Gesicht, guckte meine dick geschlagene Nase oder mein zugeschwollenes Auge an und war einfach nur stolz. Ich war jetzt kein Opfer mehr, niemand mehr, den man herumschubste. Die Fähigkeit, einzustecken und Dinge auszuhalten, gab mir ein ganz anderes Auftreten. Wenn am Montagmorgen im Politikgrundkurs der Lehrer, der mich sehr schätzte, sagte »Philipp, du musst ja am Wochenende eine harte Schlacht hinter dich gebracht haben«, weil meine ganze rechte Gesichtshälfte blau war, erfüllte mich das mit Stolz! Diesen Stolz trug ich auch in den öffentlichen Raum, und er zog mich langsam aus der Friendzone. Ich merkte zunehmend, dass ich mich beim anderen Geschlecht auch was trauen konnte. Mit sechzehn hatte ich meine erste Freundin, es waren keine tiefen Gefühle, mehr eine gegenseitige Aus- und Rumprobiergemeinschaft. Das Mädchen wollte zuerst was von meinem Bruder, als sie ihn nicht bekam, wendete sie sich an mich. An den Wochenenden hingen wir immer in unserer Stammkneipe im Nauwieser Viertel ab und gingen regelmäßig in eine Studenten-Diskothek an der Uni, in die wir immer hineinkamen. Hier kam es auch zu den ersten Berührungen mit dem Türsteher-Milieu. Die meisten Türjungs wussten, dass ich boxte. Ich kam häufig umsonst rein und war schon als Sechzehnjähriger gern gesehener Gast, weil viele der Türsteher bei den Boxveranstaltungen waren, bei denen ich auch boxte.

Irgendwann stand ich auf dem Sankt Johanner Markt und sah sie, aber sie sah mich nicht. Sie war groß, schlank, durchtrainiert und hatte lange Haare bis zum Hintern. Ich stand mit ein paar Jungs und meinem Bruder in der Nähe und wollte unbedingt wissen, wer sie war. Es gab noch kein Facebook und kein Instagram. Instagram war damals der Kumpel, dem du irgendein Mädchen beschrieben hast, während du gehofft hast, dass er sie anhand deiner Beschreibung erkennen und wissen würde, wer gemeint war. Wenig später erfuhr ich, dass sie S. hieß, und den Stadtteil, in dem sie wohnte. Wenn es so etwas wie Liebe auf den ersten Blick gab, dann war das hier der Fall. Ich konnte an nichts anderes mehr denken und suchte fast alle Orte in der Stadt ab, um sie zu treffen. Ich wusste, dass sie gerne in die Tanzschule ging, das wäre aber der letzte Ort, wo ich sie abgepasst hätte. In dieser Zeit gab es drei Zustände: gegen den Sandsack hauen, *That loving feeling* von Isaac Hayes in Dauerschleife hören und dabei an S. denken oder uns gegenseitig unsere Waschbrettbäuche und halbmuskulösen Jungenkörper zeigen. Das »eklige fette Schwein« hatte plötzlich einen Waschbrettbauch und fühlte sich wie der König der Welt.

Exkurs

Bewerte ich heute meinen Waschbrettbauch aus psycho- und traumatherapeutischer Sicht, so wird mir klar, dass es ein erster Lösungsversuch für die Schamgefühle und die innere Not war, die in mir steckten. Ein Phänomen, das ich bei vielen Patienten beobachte. Sie versuchen, durch Körpermodifikation wie Sport, Piercings oder Schönheits-OP die Kontrolle über ihren aufgrund von Beschämung so verachteten Körper zurückzubekommen. Diese Körperkontrollversuche haben nur begrenzten Effekt, weil die dahinterliegenden Schamgefühle und die Not emotional nicht behandelt werden. Traumatherapie heißt auch immer Versöhnung mit dem eigenen beschämten Körper, in dem die Beschämungserinnerungen mit Konfrontationsmethoden behandelt werden. Werden diese Knoten nicht behandelt, entsteht der paradoxe Effekt, dass ein perfekt aussehender Mensch mit einem modelartigen, athletischen Körper vor einem sitzt und sich innerlich wie ein dickes, hilfloses Kind fühlt.

Irgendwie hatte mich der Karma-Gott bei meiner obsessiven Beschäftigung mit S. erhört. S. besuchte regelmäßig mit einer Freundin nach der Tanzschule die Kneipen, in denen wir abhingen. Freitags um 20:30 Uhr liefen Ruland und Ruland aus dem Boxtraining kommend in der Kneipe ein. Ich war immer besonders stolz, wenn ich ein blaues Auge oder ein dick geschlagenes Gesicht hatte, weil es davon zeugte, was ich für ein harter Mann war. Leider musste ich die Härte, die ich innerlich von mir forderte, regelmäßig am Freitagabend mit zwanzig Bier stabilisieren, um den inneren Spagat zwischen ängstlichem Kind und kämpfendem Mann auszugleichen. Mein Bruder hatte aufgehört, Karate zu machen, und war auch zum Boxen gewechselt, was ihn zu einem ziemlich kompletten Kämpfer machte. Es hatte sich herumgesprochen, dass wir fleißig trainierten und ernstzunehmende Gegner waren.

Relativ schnell lernten wir S. und ihre Freundin kennen und kamen ins Gespräch. Wir hingen in der Kneipe und auf dem Spielplatz daneben ab, tranken Bier und rauchten haufenweise Zigaretten. Mit dem Rauchen war es ein ewiger Kampf. Mal rauchte ich, mal nicht. An der Kondition merkte ich es deutlich. Aber der Vulkan, auf dem ich innerlich lebte, konnte nur durch Sport stabilisiert werden. Über mehrere Wochen stellte sich zwischen mir und S. eine Vertrautheit ein, ich hätte aber nie gewagt, ihr zu erzählen, dass ich nächtelang unter der Dauerbeschallung von Isaac Hayes an sie dachte.

Zum gleichen Zeitpunkt, als das Anbandeln mit S. stattfand, passierte bei uns zu Hause etwas, das ich bis heute ganz schrecklich finde und das die Rutsche in den Abgrund meines beginnenden Alkoholismus noch mit Seife beschmierte. Meine Mutter und mein Vater hatten seit Langem Eheprobleme, die zum Teil aus der wirtschaftlichen Drucksituation als freiberufliche Anwälte resultierten. Meine Mutter hatte mich zeitlebens aufgrund ihrer schweren Traumatisierung, die sie nicht realisierte, zu ihrem intimen Ansprechpartner und zu ihrem engsten Vertrauten gemacht. Dies hatte sie nicht absichtlich getan, damals gab es noch keine vernünftige Traumatherapie, geschweige denn eine Traumatherapie, der ein Verständnis von transgenerationalen Prozessen zugrunde lag. Sie brachte mich unbewusst immer mehr gegen meinen Vater in Stellung, und ich rebellierte immer stärker gegen ihn. Irgendwann schaukelte sich der Konflikt mit meinem Vater, mit dem ich eigentlich bis heute keine Probleme habe, so hoch, dass es beim Abendessen eine lautstarke Auseinandersetzung gab, bei der ich ihm gegenüber sehr respektlos wurde. Plötzlich zog er mich am Arm und an den Haaren aus der Küche, was ich mir nicht gefallen ließ. Ich schubste ihn weg. Die abgefeuerte Rechte Gerade verfehlte nur um Haaresbreite seinen Kopf. Von Angst erfüllt stand er vor mir, meine Mutter ging schreiend und weinend dazwischen. Ich selbst war auch vor Angst und Trauer wie erstarrt und sagte nur einen Satz: »Ich ziehe aus.« Ich ging in den Keller, packte meine Sporttasche und überlegte, ob ich irgendwo bei einem Freund pennen konnte. Als ich gerade das Nötigste zusammengerafft hatte, bemerkte ich, dass mein Bruder ebenfalls seine Tasche vollstopfte. Zu meinen Eltern sagte er lapidar: »Wenn Philipp geht, gehe ich auch.«

Zwei Sporttaschen, zwei sechzehnjährige Zwillinge, allein zu Hause. Nachdem wir die erste Nacht bei einem Freund verbracht hatten, zogen wir in eine unbewohnte Wohnung unserer Mutter und lebten fortan ohne Eltern und ohne irgendeine soziale Kontrolle in der Stadt. Das Einzige, was uns vor dem kompletten Absturz bewahrte, war unsere Disziplin als Kampfsportler. Wir hängten sofort im Keller des Wohngebäudes, in dem die Wohnung war, einen Sandsack auf, trainierten jeden Morgen vor der Schule und fuhren abends zum Training. Am Wochenende war ich meistens völlig besoffen und bekam nichts mehr auf die Reihe. Mein Bruder trank deutlich weniger als ich. Ich kannte schon in dieser Zeit kein Maß mehr. Unter der Woche hielt ich mich zurück. Am Wochenende trank ich oft bis zur Besinnungslosigkeit. Unzählige Male wachte ich morgens aus dem Delirium auf, schüttelte mich und ging joggen, kotzte nach zwanzig Minuten irgendwo hinter eine Hecke und lief weiter. Schon damals fiel es mir schwer, mein Gewicht zu halten. Ich boxte normalerweise im Halbschwergewicht. Die ganze Woche verzichtete ich auf Nahrung, um mir am Wochenende die Kalorien beim Saufen zu holen.

In diese bewegte Zeit fiel der Beginn der Liebe zu S. Die ganze Woche trainierte ich und hoffte darauf, dass ich sie am Wochenende treffen würde. Irgendwann hatte sich zwischen S. und mir ein Kontakt eingestellt, den man als freundschaftlich bezeichnen konnte. Ich hatte das gute Gefühl, dass alles in die richtige Richtung lief, bis zu dem einen Freitagabend, als sie mir mit betretener Stimme offenbarte, dass sie nun mit einem ehemaligen Klassenkameraden von mir zusammen sei. Ich hatte schon wieder fünf Halbe Krefelder getankt und war erst perplex, reagierte dann aber total mutig. Ich bequatschte S., mit mir auf den benachbarten Spielplatz zu gehen, weil ich ihr was Wichtiges zu sagen hätte. Auf dem Spielplatz gestand ich ihr Bier trinkend und eine Zigarette nach der anderen rauchend meine tief empfundenen Gefühle und sagte ihr auf den Kopf zu, dass ich glaubte, dass sie ähnlich empfinden würde und sie sich von meinem ehemaligen Klassenkameraden in irgendetwas hätte hineinquatschen lassen. Ich gab den ganzen Abend Vollgas, warb um sie, hielt ihre Hand und kaufte bei einem indischen Rosenhändler einen Strauß Rosen für damals viel Geld. Geküsst haben wir uns nicht. Ich gab alles, als würde ich am Sandsack Schlagserien hauen. Irgendwann machte sie sich auf den Weg zur Telefonzelle, weil es schon viel zu spät war und sie heimgehen musste. Ihre Mutter tobte am Telefon. Ich bot an, sie nach Hause zu begleiten, und wir liefen voller Stolz und Glück Hand in Hand die fünf Kilometer zu ihr. Noch immer küssten wir uns nicht, dafür waren wir beide viel zu ängstlich, aber das Hand-in-Hand-Gehen war magisch genug. Wir redeten ohne Unterlass, der Nachhauseweg war einfach schön und unbeschwert. Die Zeit verflog, und als wir vor ihrem Elternhaus standen, das in einem kleinen bürgerlichen Viertel der Stadt lag, mussten wir Abschied nehmen. Sie zog mich heran und gab mir einen langen Kuss. Ich war perplex und stand mit großen Augen da. Plötzlich machte ihr Vater die Haustür auf und sagte energisch ins Dunkel: »Wer sind Sie denn?« Man merkte, dass er sauer war, und mir war klar, dass ich ihn an diesem Abend nicht kennenlernen wollte. Ich gab ihr einen letzten Kuss, drehte mich Richtung Haustür und rief: »Herr …, ich bin Philipp Ruland, wir sehen uns sicherlich bald wieder!« Dann sprintete ich davon. Die Telefonnummer von S. kann ich bis heute auswendig.

Am nächsten Tag gab es noch einmal ein Hin und Her. S. hatte ein schlechtes Gewissen meinem ehemaligen Klassenkameraden gegenüber, entschied sich dann aber klar für mich.

Sie wollte mich wirklich, hatte sich tatsächlich für mich entschieden. Ein seltenes Erlebnis. Keine Kotzgeräusche mehr, ich war mit einem der hübschesten Mädchen der Stadt zusammen. Der kleine dicke Junge fand für ein paar Momente Ruhe und Hoffnung.

Das Zusammensein mit S. nahm dem Alltag die Schwere und gab mir Antrieb. Diese neue Tatsache konnte auch den viel zu frühen Auszug aus dem Elternhaus und den Kontaktabbruch zum Vater zum Teil überdecken. In der Stadt hatten wir ebenfalls weitestgehend unsere Ruhe, keiner von der Gang, außer vielleicht Alexandro, hätte sich noch allein an uns herangetraut. Später in meiner Türsteherzeit machte ich oft die Beobachtung, dass in Gangs oder Clubs einzelne Leute sehr gut kämpfen können und sich ein Haufen von Nieten, die nur in der Gruppe stark sind, rund um diese Leute schart. Straßengewalt funktioniert in der Regel nicht nach edlen Prinzipien.

Ich erlebte das perfekte Teenageridyll. S. und ich verbrachten nachmittags viel Zeit miteinander. Durch das regelmäßige Training und die Beziehung zu S. blieb ich einigermaßen stabil. Trotz der Beziehung und des Sports trank ich an den Wochenenden aber immer noch zu viel. Völlig ohne elterliche Aufsicht blieben wir durch den Sport in der Spur, in der Schule fielen wir nicht ab. Wir machten regelmäßig Hausaufgaben und arbeiteten auch in der Schule gut mit. Ein paar Lehrer bemerkten zwar unsere auffällige häusliche Situation, aber bei Sechzehnjährigen sagt man nichts mehr. Die Zugfahrten zum Boxtraining nutzte ich meistens, um Englisch- oder Französischvokabeln zu lernen, und so kam ich in den zwei Leistungskursen gut durch, obwohl meine Legasthenie immer dafür sorgte, dass ich auf zehn Punkten stand. Mein Fehlerindex sprengte jede Arbeit. Einen Nachteilsausgleich wegen Legasthenie gab es noch nicht. Meine Schwächen im Schriftbild kompensierte ich durch Mitarbeit, sodass viele Lehrer mit mir Gnade hatten. Unzählige Male hörte ich den Satz: »Wäre die Rechtschreibung nicht, hättest du überall Einser.«

Die drei Monate Honeymoon fielen in die Vorbereitung auf meinen zweiten Kampf. Da ich den ersten verloren hatte, wollte ich es natürlich beim zweiten besser machen. Zumal es ein Heimkampf unseres Vereins war und all meine Freunde sowie S. mit ihren Eltern kommen wollten. Da ich ein sehr nervöser und schambehafteter Mensch bin, tat ich alles dafür, dass der 3. Mai 1997 ein guter Abend werden würde. Ich war morgens mit meinem Bruder zehn Kilometer laufen, ging nach der Schule zehn Runden an den Sandsack und trainierte abends im Verein Technik oder machte Sparring. In der Vorbereitung hörte ich auf zu rauchen und trank für meine Verhältnisse sehr wenig. Alle im Verein waren sich einig, dass ich in Topform war. Selbst mein Bruder, der oft mein schärfster Kritiker ist, war damals ganz fasziniert, dass aus dem dicklichen, von Atemnot geplagten Jungen ein so disziplinierter Kämpfer geworden war. Ich war mit 78 Kilo voll austrainiert und fühlte mich gut. Meine Dämonen verstummten, schlummerten aber nach wie vor im Untergrund.

Der 3. Mai war gekommen, und beim ersten Gong um neunzehn Uhr waren alle da, sämtliche Freunde, die Eltern von S. und sogar mein Papa und meine Mama, was mich bei unserer betrüblichen Familiensituation verwunderte. Vor dem Aufwärmen gaben wir uns kurz distanziert die Hand. Die tiefe Trauer – es war der erste Moment nach unserer Beinahe-Schlägerei im Hausflur – schob ich, wie so vieles, weg. Ich hatte einen Waschbrettbauch, das für mich schönste Mädchen der Stadt, und die meisten Jungs hatten Respekt vor mir. Was kümmerte es mich da, dass ich kein Verhältnis mehr zu den Eltern hatte. Im Wegschieben von Gefühlen bin ich bis heute König. Meine zwei Therapien und ungefähr hundert Familienaufstellungen haben jedoch zur Folge, dass ich mich vor meinen Gefühlen nicht mehr so wegducke wie früher.

Exkurs

Menschen, die aus Haushalten kommen, in denen eine beklemmende, traumatische Atmosphäre herrscht, entwickeln häufig die Fähigkeit, Gefühle komplett wegzudrükken. Diese Fähigkeit sichert das Überleben in belasteten und bedrohlichen Umfeldern. Leider wird dieser Mechanismus dann immer stärker in den Alltag übernommen, der Betroffene reduziert sein Gefühlsleben immer weiter und spürt sich selbst nicht mehr gut. Selbst dann, wenn er schon lange sein aggressives und bedrohliches Umfeld verlassen hat. Diese Gefühlsarmut oder dieses reduzierte Gefühlserleben führt im späteren Leben häufig zur Ausbildung von psychischen Symptomen wie Depressionen oder Angststörungen, weil das Leid, das mit der Gefühlsreduktion einhergeht, nicht richtig verarbeitet wurde. Deshalb zielt insbesondere die Traumatherapie immer wieder darauf ab, den Patienten gefühlsmäßig zu aktivieren und den alten Schmerz wieder ins Hier und Jetzt zu holen, um für eine bessere neuronale Integration zu sorgen. Die Gleichung ist recht einfach: Unverarbeiteter emotionaler Schmerz führt fast immer früher oder später zur Ausprägung von psychischen Symptomen.

An diesem Abend war ich sehr nervös, die Kulturhalle in Völklingen war brechend voll. Sie war klein und für lokale Kulturveranstaltungen gedacht. Baute unser Boxverein in der Mitte den Ring auf, blieb an den Seiten nur Platz für drei oder vier Stuhlreihen. Mit 350 Besuchern war die Halle bis auf den letzten Platz besetzt. Hinter der Bühne ging das übliche Aufwärmprogramm los, ich musste erst ein paar Runden Schattenboxen machen, mich in den engen Katakomben der Kulturhalle warmlaufen und wurde dann vom Trainer an die Schlagkissen genommen, um noch ein paar Technik-Drills zu verfeinern. Dann wartete ich, bis der Ringrichter die Kampfpaarung mit meinem Namen aufrief.

Meine Anspannung war auf dem Höhepunkt, als die Ansage kam: »Im Junioren-Halbschwergewicht für den B.C 82 Völklingen: Philipp Ruland.« Langsam schob mich mein Trainer die Treppe aus den Katakomben der kleinen Kulturhalle hoch, und ich lief vor ihm in die Halle ein. Die Menge grölte, aber ich hörte nichts mehr und war ganz darauf konzentriert, nicht irgendwie die Treppe zum Ring hochzustolpern oder zwischen den Ringseilen hängenzubleiben. Ich hatte keinen Bedarf, mich schon vor Kampfbeginn lächerlich zu machen. Heil oben angekommen, blieb ich in der Ecke stehen.

Es war ein Vergleichskampf, und mein Gegner kam aus der südwestdeutschen Box-Hochburg Frankenthal, in der sämtliche BASF-Arbeiter trainierten und wo es gleich zwei Vereine gab, die immer wieder ein Bundesligateam stellten. Ich hatte meinen Gegner beim Wiegen schon kurz gesehen. Er war ungefähr fünf Zentimeter kleiner als ich, aber deutlich muskulöser und gedrungener. Das Gewichtslimit von 81 Kilo zum Halbschwergewicht hatte ich diesmal gut hinbekommen. Ich war mit 77,5 Kilo so leicht wie noch nie.

Der Gong ertönte, und der Junge aus Frankenthal kam wie ein Formel-1-Wagen aus der Ecke und machte einen simplen Trick, auf den ich reinfiel Er zielte mit der linken gerade auf den Körper, was eine Finte war, und schlug mir einen rechten Cross direkt aufs linke Auge. Das würde blau werden, das wusste ich, aber ich feuerte sofort meine Hand ab und traf ihn im Gesicht. Man merkte, dass mein Gegner Kondition hatte. Er machte die ganze Zeit Druck. Die erste Runde war ausgeglichen. Mein Auge war angeschwollen, und er blutete aus der Nase, die ebenfalls geschwollen war. In der Halle hörte man Rufe wie: »Philipp, hau ihn weg!« Nach dem Ende der ersten Runde ging ich in die Ecke. Mein Trainer war ganz ruhig und sagte mir, dass ich meine Sache gut machen würde, aber mehr auf meine Deckung achten sollte.

Die zweite Runde begann wild, der Gegner stürmte in die Ringmitte und begann dann einen offenen Schlagabtausch. Ich stellte mich im Schlagabtausch und haute mit. Entfernt hörte ich das Geschrei meines Trainers, der das nicht gut fand. Wir fingen beide an zu klammern. Der Ringrichter trennte uns, und ich versuchte, wieder Übersicht in den Kampf zu bringen. Die ewigen Runden auf dem Sportplatz hatten sich ausgezahlt. Ich hatte genügend Luft und konnte den Gegner austänzeln und immer wieder mit der Führhand kontern. Die zweite Runde konnte ich am Ende knapp für mich entscheiden. In der Ringecke bekam ich wegen des Schlagabtauschs kurz was zu hören und wurde dazu angehalten, in der letzten Runde sauber den Gegner auszuboxen, da ich nach Punkten führte. Mit dem Beginn der dritten Runde kam mein Gegner aus Frankenthal wieder mit hohem Tempo aus der Ecke und gab konditionell alles. Er erwischte mich mit seiner harten rechten Hand, und ich merkte, dass meine ganze linke Gesichtshälfte dick wurde. Aber ich war jetzt wild entschlossen, meinen ersten Boxkampf zu gewinnen. In der Halle war jeder, den ich liebte, insbesondere mein Vater, und ich wollte, dass er stolz auf mich war, genauso wie meine Freundin und mein Bruder. Der Gegner versuchte immer wieder den gleichen Trick, und ich rammte ihm jetzt eine Führhand nach der anderen ins Gesicht. Mit jedem Schlag wurde klarer, dass seine Nase brach. Sie blutete stark. Der Ringrichter hielt kurz an, wischte das Blut ab, und es ging weiter. Ich haute ihm weiter auf die Nase, irgendwann kam schließlich aus seiner Ecke das Handtuch geflogen. Ich verstand erst gar nicht, was passiert war, bis ich meinen Bruder schreien hörte. Dann riss ich die Arme hoch. Aber auch ich war gezeichnet. Meine linke Gesichtshälfte war blau und ich hatte überall an den Armen Abschürfungen und rote Flecken. Der Ringrichter bat uns beide in die Mitte und wartete darauf, dass der Ringsprecher das Urteil verkündete: »Philipp Ruland Völklingen, Sieger nach RSC in der dritten Runde!« Ich riss erneut die Arme in die Höhe und freute mich unbändig, konnte aber nicht so richtig jubeln, weil der andere Junge mir doch sehr zugesetzt hatte. Er klatschte brav Beifall, und ich ging zu ihm, hob auch seinen Arm hoch, was er sich brav gefallen ließ. Wir wussten beide, dass wir uns nichts geschenkt hatten.

Da war nun der dicke, beschämte Junge kein Opfer mehr! Ich konnte es nicht fassen, was da gerade passiert war. Mein Trainer drückte mich, und ich ging aus dem Ring, wo mein Bruder, der später noch boxen sollte, und S. mich in den Arm nahmen. Ich ging mit ihnen, nachdem ich ein paar Hände geschüttelt und mir ein paar Schulterklopfer abgeholt hatte. Ich hatte solchen Hunger, dass ich sofort zum Essensstand ging und noch mit bandagierten Händen vier Wiener aß. Mein Gesicht schmerzte. Ich hatte Kopfweh.

Mein Vater und meine Mutter kamen vorbei, und selbst mein Vater gratulierte mir in seiner reservierten Art zu dem Kampf. Man merkte, dass er mit dieser Arbeiterwelt nichts anfangen konnte. Dieser Abend war für mich der erste Moment in meinem Leben, in dem ich das Gefühl hatte, dass es auch noch was anderes geben könnte als die permanenten Schamgefühle und das Gefühl, ein dicker Verlierer zu sein, der keinen geraden Satz ohne Rechtschreibfehler schreiben konnte. In den Augen meiner Vereinskameraden war ich nicht mehr der Gymnasiast aus gutem Hause, sondern ein Boxer wie sie. Noch in derselben Nacht übernachtete S. bei mir mit allen Konsequenzen des jungen Erwachsenenlebens. Für einen Abend war ich wie der Junge aus irgendeinem Film, für den es ein »Happy End« gab. Kein Opfer mehr.

Selbstzerstörung

Ich saß in Peter N.s Behandlungszimmer und wir hatten eine Therapiesitzung, in der wir nur redeten. Viele Therapiesitzungen verlaufen vordergründig völlig ziellos, als wäre es ein banales Alltagsgespräch. Peter N. ist in seinem Stil unnahbarer als Roberto, technisch aber effizienter, er gehört einer anderen Therapeutengeneration an. Er gab mir die KPTBS-Diagnose und auch die Diagnose der emotional instabilen Persönlichkeitsstörung, umgangssprachlich Borderline.

Exkurs

Menschen, die in der Kindheit durch nahe Bezugspersonen Traumatisierung erlebt haben, bilden im Erwachsenenalter meist schwere Traumafolgestörungen aus. Geht es um Fälle schweren sadistischen Missbrauchs im Alter zwischen null und fünf, bilden die Betroffenen meist eine dissoziative Identitätsstörung aus, früher auch bekannt als multiple Persönlichkeit. Das heißt das Kind, dem furchtbare Gewalt angetan wird, spaltet die Persönlichkeit auf oder besser gesagt wächst nie zu einer integrierten Persönlichkeit zusammen, weil das Erlebte zu schlimm ist. Kinder, die in

Hinblick auf die Dosis weniger Gewalt erlebt haben und in einem etwas späteren Lebensalter traumatisiert wurden, bilden meist eine komplexe posttraumatische Belastungsstörung oder eine Borderline-Persönlichkeitsstörung aus, die häufig mit der Widersprüchlichkeit und der emotionalen Instabilität der Bezugsperson assoziiert ist. Etwas platt gesagt, kopiert der Betroffene bei einer Borderline-Störung das widersprüchliche Verhalten seiner Nahpersonen, die mal freundlich, mal bedrohlich oder manchmal völlig emotional abwesend sind. Häufig besteht im Volksmund die Tendenz, Menschen mit Borderline als Monster darzustellen. Das ist aber klinisch völlig ungerechtfertigt, da fast alle Borderline-Patienten die innere Zerrissenheit, ihren Selbsthass und ihre Selbstzerstörung gegen sich selbst richten, statt sie nach außen zu tragen. Bei allen hier genannten komplexen Traumafolgestörungen bestehen mittlerweile gute Heilungschancen, da die Psychotherapie auf dem Gebiet dieser Störungsbilder gute Fortschritte gemacht hat.

Ich nahm die Diagnose ohne Groll und ohne Selbstbeschämung hin, schon zum damaligen Zeitpunkt war mir klar, dass ich die Krankheitsbilder, die aufgezählt waren, nicht selbst verursacht hatte. Keiner sucht sich aus, wo er groß wird und welche Folgen das für seine weitere Biografie hat. Es war schon ein komischer Moment, als approbierter Therapeut auf der anderen Seite zu sitzen. Ich fragte Herrn N., obwohl ich selbst wusste, dass die Einschätzung valide war, was ihn dazu bewogen hatte, mir die Diagnose emotional instabile Persönlichkeitsstörung zu attestieren. Er antwortete: »Herr Ruland, in ihren biografischen Schilderungen gab es mehrere Anhaltspunkte, die dafürsprachen, Ihnen neben der komplexen posttraumatischen Belastungsstörung auch noch diese Diagnose zu geben. Ihre ganze Biografie hatte bis weit in Ihre Dreißiger etwas Selbstzerstörerisches, und Sie haben enorme Schwierigkeiten, zwischenmenschliche Nähe zu ertragen, weil Sie sie als etwas Bedrohliches empfinden.«

Mir war völlig klar, was er meinte. Ich hatte oft aufgrund der Dämonen meiner Traumatisierungen Nähe nicht aushalten können und mir vieles, was eigentlich gut für mich gewesen wäre, kaputt gemacht. Vor allem Beziehungen zu Menschen, die mir wichtig waren.

Auch an meiner Patientin Lena kann ich dieses Phänomen beobachten. Sie ist wegen einer schweren Traumafolgestörung, die auf multiplen Missbrauch durch Mutter und Opa zurückgeht, bei mir und verblüfft mich mit folgender Schilderung. Kurz nach Therapiebeginn gibt sie nämlich unumwunden zu, dass sie nur in sexuell sehr ausbeuterischen Beziehungen so etwas wie Liebe und Nähe empfinden könne, und dass ihr alles andere egal sei. Auch während der folgenden Zeit, in der wir uns regelmäßig zur Therapie treffen, begibt sie sich immer wieder in Beziehungen, die, wenn auch einvernehmlich, nur auf sexuelle Gewalt ausgerichtet sind. Immer wieder bemühe ich mich, ihr in der Therapie klarzumachen, dass diese Formen von Beziehungen eine Reinszenierung ihrer traumatischen Vergangenheit sind. Wieder und wieder versuche ich zu erfragen, ob sie eine Idee habe, wie eine normale liebevolle Beziehung ohne sexuelle Ausbeutung denn aussehen könne. Sie umgeht die Fragen geschickt und beharrt darauf, weiter mit ihren ausbeuterischen Beziehungen fortzufahren. Eine Zeitlang arbeiten wir an anderen Themen, und irgendwann gibt sie die selbstzerstörerischen Beziehungen auf und lebt eine Weile allein. Wir kommen noch einmal auf das Thema Beziehung zu sprechen, und da gesteht sie mir, was sie mir vorher noch nie erzählt hat: nämlich dass sie einmal nach einem Reha-Aufenthalt eine Beziehung zu einem Mann gehabt habe, die völlig von einer liebevollen Intimität getragen gewesen sei, über die sie auch berichten kann. Eine schöne Liebesgeschichte. Ich mag es beinahe nicht glauben, weil ich monatelang mit ihr zusammen eine Referenz für eine gesunde Beziehungsgestaltung gesucht habe, vergebens. Warum sie es mir nicht früher gesagt hat, weiß ich nicht. Vielleicht ist sie nicht bereit gewesen oder hat es schlichtweg verdrängt. Ihr Alltag ist auch so belastend genug. Erfreut, dass sie ein inneres Modell für eine geglückte Liebesbeziehung hat, lasse ich mir ein bisschen über die Beziehung erzählen, um auch für zukünftige Sitzungen eine Referenz zu haben. Irgendwann drängt sich mir die Frage auf, warum Lena diese wunderbare Beziehung nicht weitergeführt hat. Sie antwortet mir unumwunden:

»Ruland, nach fünf Wochen musste ich dieses Glück beenden, das hatte sich zu gut für mich angefühlt. Ich bin damit nicht klargekommen. Das war so anders als alles, was ich kannte!«

Lena hat eine gesunde, liebevolle Beziehung beendet, weil diese einfach zu gut war. Ich bin schockiert von dem Befund, weiß aber genau, was sie meint. Menschen, die im persönlichen Nahbereich Opfer von Traumatisierung wurden, neigen zu selbstzerstörerischem Verhalten. Als Kinder von den primären Bezugspersonen, meist den Eltern, abgelehnt, entwickeln sie oft Selbsthass, weshalb sie denken, es sei ihre Schuld, dass man sie nicht lieben kann. Diese Ablehnung tragen sie unbewusst ein ganzes Leben weiter. Diesen Mechanismus kenne ich nur zu gut!

Nach meinem kurzen Honeymoon mit S. und dem ersten gewonnenen Boxkampf, ging es schnell bergab. Die Nähe zu einem Menschen, den ich wirklich liebte, konnte ich kaum aushalten. Es hätte alles so schön sein können. Immerhin wohnten mein Bruder und ich in einer geräumigen Wohnung, und S. war jeden Tag da. Wir waren ausgelassen und trainierten viel. Aber je mehr sich die Beziehung vertiefte, desto paranoider wurde ich. Aus dem Gefühl heraus, nicht gut genug zu sein, fing ich häufiger sinnlos Streit mit S. an, weil ich sie verdächtigte, sich für andere Jungs zu interessieren. Zum gleichen Zeitpunkt gerieten mein Bruder und ich immer öfter in Schlägereien. Das Boxen, das uns am Anfang Selbstsicherheit und Halt gegeben hatte, sorgte dafür, dass wir Gewalt ausstrahlten und suchten. Die Gegner wurden immer gefährlicher. S., die ein Jahr jünger war, war immer mit dabei.

Ich erinnere mich noch gut an eine Schlägerei auf dem Sankt Johanner Markt, als ich mit ihr und meinem Bruder auf dem Heimweg war. Mein Bruder war ein paar hundert Meter vorgelaufen, weil wir uns gestritten hatten, da ich wieder total betrunken gewütet hatte. S. versuchte, mich zu beruhigen, als ich ein paar ältere Jungs dumm anmachte, um meinen Frust abzulassen. Ich war schon viel zu alkoholisiert, um zu kämpfen. Je mehr ich getrunken hatte, desto eher riss ich die Schnauze auf und provozierte. Nüchtern bin ich ein ruhiger, zurückhaltender Mensch und drehe nur auf, wenn jemand an Menschen geht, die mir am Herzen liegen.

Ich dachte, die Jungs würden weiterziehen und meine Beschimpfungen über sich ergehen lassen, aber ich hatte die Rechnung ohne den Wirt gemacht. Wir waren ein paar

Meter gegangen, als sie zu dritt angerannt kamen und auf mich einprügelten. Ich kippte nach hinten und begrub S. unter mir. Wir fielen beide gegen die Mauer eines abgerundeten Brunnens. Ich lag wie in einem Liegestuhl, den Oberkörper leicht aufgestellt, auf S., die unter mir lag. Die drei Typen waren wie auf Koks, völlig aggressiv, und kannten keine Gnade nach meinen dämlichen und unnötigen Beleidigungen. Ich versuchte noch, mich zu schützen und irgendwie zurückzuschlagen. Aber einer hielt meine Hände fest und haute mir immer wieder ins Gesicht, das sofort anschwoll. Ich sah den absoluten Vernichtungswillen in seinen Augen und tat das, was ich am besten kann: Ich dissoziierte und sah von außen zu, wie der Typ mein Gesicht zu Brei kloppte. Zeitweise dachte ich, das war's jetzt wohl, und hörte, wie S. unter mir panisch schrie. Ich wunderte mich über den Hass in den Augen des Typen. Als hätte ich mit der Situation und deren Entstehung nichts zu tun. Den absoluten Vernichtungswillen in seinem Blick konnte ich mir nicht so recht erklären. Wir kannten uns nicht. Ich merkte, wie das Blut aus meiner Nase in meinen Mund lief und seine Faust nach Belieben in meinem Gesicht einschlug. Zusätzlich trat mir jemand in die Rippen. Ausweglos.

Plötzlich geschah ein Wunder. In das hasserfüllte Gesicht des Typen über mir, krachte von der Seite mit voller Wucht ein Fuß mit einem Turnschuh, den ich nur allzu gut kannte. Der Frontkick, mit dem mein Bruder dem Typen in die Schnauze getreten hatte, knipste ihm direkt die Lichter aus. Er fiel bewusstlos zur Seite, und ehe der zweite Typ was machen konnte, hatte auch er den Fuß meines Bruders im Gesicht. Das jahrelange Karate hatte sich bezahlt gemacht. Voll Adrenalin sprang ich hoch und bearbeitete mit meinem Bruder den letzten Typen, der noch stehen geblieben war. Dann liefen wir los.

Am nächsten Tag begann das, was in den nächsten Monaten immer häufiger passieren sollte. S. und mein Bruder machten mir Vorwürfe wegen meines Alkoholkonsums, der immer schlimmer wurde und mein Wesen veränderte. Tatsächlich fuhr ich immer mehr Film, und wenn ich Schnaps gesoffen hatte, meist Wodka Lemon, wurde ich ganz unerträglich. Ich verdächtigte jeden, mich nicht zu lieben, mich zu verachten und mir gegenüber nicht loyal zu sein. Ich wurde immer unerträglicher. S. und mein Bruder, die mir treu ergeben waren, wurden immer genervter von meinen unkontrollierten Gefühlsausbrüchen und den paranoiden Misstrauensanfällen, die ich vorwiegend im Suff produzierte und an die ich mich am Morgen danach kaum noch erinnern konnte.

Ich gelobte immer wieder Besserung, aber die Besserung hielt genau bis zum nächsten Wochenende an, dann passierte wieder eine Katastrophe. Ich merkte, wie S. langsam von mir abrückte. So lieb und einfühlsam ich nüchtern war, so schlimm war ich, wenn ich getrunken hatte. Hinzu kam noch, dass ich durch die Beziehung mit S. nicht mehr so diszipliniert war, und wir alle zusammen, wenn wir getrunken hatten, nachts allerlei Mist in uns hineinschaufelten. Aufgrund der Unmengen an Bier und Pizza bekam ich langsam Schwierigkeiten, mein Gewichtslimit von 81 Kilogramm zu halten.

Am Wochenende war ich meist komplett voll und ich schaffte es sogar, bei zwei Boxkämpfen noch völlig betrunken im Ring zu stehen. Einen gewann ich, beim zweiten wurde ich schwer k. o. geschlagen. Das Traumatier in mir forderte seinen Preis. Nach und nach geriet alles außer Kontrolle. Meine Liebe zum Boxsport sabotierte ich selbst. Nach einem Lloret-del-Mar-Urlaub in Spanien sollte ich um die Saarland-Meisterschaft im Halbschwergewicht boxen und hatte einigermaßen trainiert. Im Urlaub war ich jeden Tag schwer besoffen gewesen, hatte kaum trainiert und kam statt mit den vom Trainer angepeilten 84 Kilo mit 92 Kilo zurück, die Folge meiner Bier-, Wodka- und Schnitzel-Diät waren. Innerlich hatte ich alles verloren. Der Trip war die Hölle gewesen. Mit S. hatte es nur Streit gegeben, vor allem, als ich mich mit mehreren spanischen Polizisten prügeln wollte, nachdem ich gegen ihr Auto gepinkelt hatte.

Die innere Anspannung durch die Traumatisierung in der Kindheit und die Unfähigkeit, intime Nähe auszuhalten, wurden immer schwieriger für mich zu regulieren, sodass ich an den Wochenenden immer mehr trinken und immer mehr Nahrung in mich hineinschaufeln musste, um ein Gefühl der Beruhigung und des Glücks zu haben. So schön und so innig die Beziehung mit S. am Anfang gewesen war, so wenig konnte ich sie über die Zeit aufgrund meiner inneren Versehrtheit halten. Boxen allein reichte nicht mehr, um mich zu stabilisieren. Bei den bevorstehenden Saarland-Meisterschaften schaffte ich das Limit zum Halbschwergewicht nicht mehr und musste im Junioren-Schwergewicht gegen einen Modellathleten, der sich von 98 Kilo heruntertrainiert hatte, antreten. In der zweiten Runde ging ich schwer getroffen zu Boden und stand nicht mehr auf. Danach würde ich nie wieder einen Ring betreten, weil ich mich so sehr schämte und ich mir mein Knie im Kampf gegen meine Fresssucht und meine beginnende Alkoholsucht kaputtgelaufen hatte. Nach diesen Saarland-Meisterschaften ging ich nur noch sporadisch zum Boxtraining und fing stattdessen an, Krafttraining zu machen, was mir lag. Schnell katapultierte ich mich auf hundert Kilo hoch. Ich redete häufig davon, wieder mit dem Boxen anzufangen, aber innerlich traute ich mich nicht mehr. Die Wochenenden waren jetzt bestimmt von regelmäßigen Streitereien mit S. und meinem Bruder. Beide ging ich im Vollsuff an. Unter der Woche hielt ich den Schulbetrieb aufrecht, es war das Jahr vor dem Abitur.

Trotz des immer größer werdenden Chaos lernten mein Bruder und ich fleißig, doch von dem disziplinierten Boxer war nicht mehr viel übrig. Ich rauchte extrem viel, stopfte alles Mögliche in mich hinein und lernte. Vom Stoff her gut vorbereitet, würde das Abitur der erste Moment werden, bei dem ich das Vollbild einer psychischen Erkrankung zeigte.

Die erste Abiturprüfung war Englisch. Ich hatte die Lektüren gelesen, extrem viel Vokabeln gelernt und war alles in allem gut vorbereitet. Aufgrund meiner Lese und Rechtschreibschwäche war mir klar, dass ich in keinem Fach eine Eins schreiben, aber mit Sicherheit gut bestehen würde. Wenn man eine Lese- und Rechtschreibschwäche hat, weiß man, dass man nie zu den Besten gehören wird. Seit meiner frühesten Schulzeit lernte ich nur darauf hin, durchzukommen und Prüfungen zu bestehen. Im Endeffekt geht es immer darum, nicht beschämt zu werden. Selbst in meinem Psychologiestudium ging es mir nie um Noten, immer nur darum, durchzukommen und nicht blöd dazustehen. Das war auch mein Ziel beim Abitur.

Die Tage davor hatte ich mich mit Kaffee und Zigaretten derart zugerichtet, dass ich eine leichte Magenschleimhautentzündung hatte. So ging ich in die erste Prüfung. Ich war nervös. Mir war ein wenig schlecht, aber mental fühlte ich mich fit. Als ich den Umschlag mit den zu bearbeitenden Texten öffnete, wusste ich, dass ich auf das Thema gut vorbereitet war. Ich konnte jede Frage beantworten und kannte den zu lesenden Text gut. Ich wurde ruhiger. Ich machte meine Lösungsskizze und schrieb vor mich hin. Es lief alles zu gut, um wahr zu sein. Urplötzlich veränderte sich die Situation. Nach ungefähr zwei Stunden friedlichen Vor-mich-hin-Arbeitens wurde mir plötzlich furchtbar schlecht, und ich wurde ängstlich. Ich bekam Herzrasen, meine Hände wurden schwitzig. Ich konnte mich nicht mehr konzentrieren und merkte, dass ich am ganzen Körper zitterte und nicht mehr richtig sehen konnte. In mir machte sich eine tiefe Verzweiflung breit. Ich wusste nicht, was gerade geschah. Eben war ich noch in einer Abiturprüfung gewesen, die ich als absolut machbar empfand. Jetzt brach in mir eine psychische Hölle los. In meinem Kopf lief ein Film ab, in dem ich mich immer wieder in einem Wagen der Müllwerker sah. Und in mir hämmerte eine Stimme: »Aus dir wird nichts, aus dir wird nichts!« Mein Herz raste und raste. Ich hatte Tränen in den Augen, verspürte einen ungeheuren Harndrang und war in totaler Panik. Mir war speiübel und ich meldete mich bei der Lehrerin, die Aufsicht führte. Sie sah, dass etwas nicht stimmte, und ließ mich aufs Klo gehen. Vor der Tür bekam ich einen Weinkrampf. Ich war völlig verzweifelt, und in mir herrschte die pure Angst, während die Stimme in mir hämmerte: »Du versaust dein Abitur, du versaust dein Abitur, aus dir wird nichts.« Vor meinem inneren Auge sah ich abwechselnd meine Eltern mit tieftraurigen Gesichtern und mich, während ich einem Müllauto hinterherrannte. Immer wieder sah ich die orangen Signalanzüge der Müllwerker vor mir. Der Film in mir wurde schlimmer, so schlimm, dass ich mehrmals aus lauter Nervosität hinter einen Heizkörper kotzte. In mir herrschte nur noch infernalische Angst. Aber ich wusste, dass ich noch mal hinein musste, um irgendwie die Prüfung zu Ende zu bringen. Ich schleppte mich wie ein Häufchen Elend mit Tränen in den Augen zurück, war völlig aufgelöst und krakelte irgendwas aufs Blatt. In meiner ganzen Not und meinem Elend brachte ich die Prüfung zu Ende. Ich wusste nicht, was mit mir geschehen war und warum ich die ganze Zeit aufdringliche Bilder von Müllmännern in Orange gesehen hatte. Ich wusste nur, dass ich zur Geschichtsabiturprüfung am nächsten Tag nicht antreten konnte, so schlimm war das Erlebte.

Mein Abitur, das so gut gestartet war, wurde zum Martyrium für mich. Das Geschichtsabi musste ich unter Sonderbedingungen vier Wochen später nachschreiben, als alle anderen schon am Feiern waren. In meinem Französischabi wurde ich von Angstanfällen geplagt, die alle zehn Minuten über mich hineinbrachen. Eigentlich gut vorbereitet, verließ ich das Abitur als angstgeplagtes Wrack! Diagnose: Panikattacken kombiniert mit Prüfungsangst. Auf den Horrortrip des Abiturs sollten fünf praktische Führerscheinprüfungen ein Jahr später folgen, die ich alle mit Panikattacken versemmelte. Aber was zur Hölle war beim Abitur geschehen? Wieso waren plötzlich orangefarbene Müllmänner aufgetaucht und hatten in mir eine Panikkaskade losgetreten, die zu einem Totalausfall in meinen Prüfungsleistungen führte?

Viele Jahre später, nach hunderten Sitzungen Therapie und einer Ausbildung zum Hypnosetherapeuten war mir klar, was in dem Abitur passiert war. Seit der Grundschule war ich als Problemfall etikettiert, bei dem immer auf der Kippe stand, ob aus ihm etwas werden würde oder nicht. Mein Grundschullehrer in den Achtzigerjahren hatte noch kein Verständnis für Legasthenie und andere angeborene Lernverzögerungen gehabt. Nach dem oben erwähnten katastrophalen Deutschdiktat hatte er in seiner Verzweiflung geschrien: »Ruland, wenn das so weitergeht mit dir, dann rennst du irgendwann der Müllabfuhr hinterher, das wird so nichts. Wie kann man sich so dumm anstellen, wenn man aus einem guten Elternhaus kommt?!« Bis heute weiß ich, dass dieser Mann vom Herzen her kein verkehrter Mensch war. Ich habe in meinem Leben, vor allem in meinem Leben in Gewalt, viele wirklich böse und hasserfüllte Menschen kennengelernt. Mein Grundschullehrer war keiner davon gewesen. Aber er hatte das besondere Talent, aus Hilflosigkeit Kinder zu beschämen. Als er diesen Satz durch die Klasse geschrien hatte, wäre ich am liebsten im Erdboden versunken. Dieses Schamgefühl setzte sich in meinem Leben fort und wiederholte sich bei jeder Prüfung. Ohne es zu wollen, hat er mit seiner Müllabfuhr-Bemerkung eine hypnotische Metapher geschaffen, die sich tief als Suggestion in mein Unterbewusstsein eingebrannt hatte. Losgetreten wurde sie, als ich auf dem Weg dazu war, das Gegenteil zu beweisen und mein Abitur zu machen. Das, was er in mein Unterbewusstsein eingepflanzt hatte, war das Gegenstück zu dem, was während der ersten Abiturprüfung passierte, so kam es zu dem innerlichen Ausnahmezustand. Die in der Grundschule gesetzte Suggestion passte nicht zu dem, was gerade eintrat. Dies führte zu dem mentalen Kurzschluss, der eine tiefsitzende Angst aktivierte, nämlich die Angst, dass aus mir nichts werden könnte.

Exkurs

Eine Sache, die mich heute als Hypno- und Traumatherapeut immer wieder beeindruckt, ist die Wirkmächtigkeit des Unterbewusstseins und seine Fähigkeit, alles Mögliche abzuspeichern. Eine der Hauptkategorien, die zu verheerenden psychischen Schäden und späteren psychischen Erkrankungen führt, ist die Kategorie des emotionalen Missbrauchs. Hierzu zählen Verhaltensweisen wie Beleidigungen, Beschämung, Schweigen, Manipulieren sowie Bedrohungen. Gerade die Beschämung und die Beleidigungen, die Kinder in unglücklichen Biografien erleben, sind emotionaler Missbrauch. Der emotionale Missbrauch gräbt sich tief ins Unterbewusstsein ein und entfaltet eine Fernwirkung bis ins Erwachsenenalter. Jede beschämende Bemerkung, jede vernichtende Kritik hat das Potenzial, sich wie eine Bombe mit Zeitzünder in das Gehirn eines Kindes einzugraben und irgendwann im Erwachsenenalter zu explodieren. Selbst banale Aussagen wie »Du bist immer so ein braves und artiges Kind und machst nie Ärger« können im Erwachsenenalter dazu führen, dass der Adressat der Aussage, der das seine ganze Kindheit gehört hat, in unangenehmen Beziehungen und schlechten Lebensbedingungen bleibt, weil man ihm immer wieder auf seine Festplatte gespielt hat, dass er bloß keinen Ärger zu machen hat. Die Kunst in der Traumatherapie ist es, die Schlüsselsituationen von emotionalem Missbrauch und Gewalt herauszuarbeiten, um dann im Detail an ihnen zu arbeiten, mit dem Ziel, dem Betroffenen jenseits von seiner »Programmierung« in der Kindheit eine neue Wahlfreiheit zu geben. Traumatherapie heißt immer, bis zum Kern des Unglücks zu bohren und diese Kerne für das Leben im Hier und Jetzt zu entschärfen. Hypnose ist hierzu ein ausgezeichnetes Verfahren.

Von nun an sollten Panikattacken über Jahre meine ständigen Begleiter werden. Am Leistungssektor begleiteten sie mich bis zum Schluss, die letzte hatte ich im Teamzimmer der Station, auf der ich als Psychotherapeut arbeitete. Das war im Jahr 2013, sie hatte einen ähnlichen Inhalt wie die Panikattacken während des Abiturs. Sie wollte mich glauben machen, dass ich wegen meiner Angst und Depression für den Beruf des Psychotherapeuten nicht geeignet sei. Besonders widerlich wurden meine Panikattacken im Zusammenhang mit meiner permanenten Hypochondrie, also der Angst, an einer tödlichen Krankheit zu leiden. Diesbezüglich konnte ich stundenlang in irgendeinem Todesangst-Film verbringen. Erst Jahre später verstand ich, warum mich all das so gequält hatte und wie die einzelnen Störungsbilder zusammenhingen.

Exkurs

Die meisten Traumapatienten kommen nicht in Therapie und schreien: »Hallo, Herr Psychotherapeut, hier bin ich und ich leide an einer Traumafolgestörung.« Die meisten Patienten kommen mit den klassischen Eingangssymptomen in Therapie wie Panikattacken, Depressionen, diversen Angststörungen, Beziehungsschwierigkeiten, Alkoholproblemen oder anderen Formen von Substanzmissbrauch. Nach und nach schält sich dann aus der Krankengeschichte der Befund heraus, dass all diese einzelnen Störungsbilder auf eine schwerwiegende Ursache zurückgehen, nämlich eine fortwährende Traumatisierung in der Kindheit oder im Erwachsenenleben. Zu Beginn meiner Therapiekarriere wusste man zwar auch schon, dass es Traumata gibt, aber eine gezielte Traumafolge-Diagnostik, also eine Diagnostik, die klar sagt, dass psychische Störungen auf Traumatisierungen zurückgehen, war nur rudimentär vorhanden. Unter Trauma verstand man landläufig die »einfache PTBS« also eine Traumafolgestörung, die meist nach einmaliger Traumatisierung auftritt oder im Rahmen von Kriegseinsätzen. Am Rande gab es noch das Symptombild der dissoziativen Identitätsstörung, also eine multiple Persönlichkeitsstörung, die Personen betrifft, die in ihrer Persönlichkeit nie zusammengewachsen sind, weil man ihnen bis zum fünften Lebensjahr schwere Gewalt angetan hat. Erst mit Beginn der 2010er Jahre wurde das Störungsbild der komplexen posttraumatischen Belastungsstörung als Symptomkomplex nach schweren traumatischen Kindheitserlebnissen psychotherapeutisches Allgemeinwissen. Mit dem jetzt erschienenen ICD 11 wird die Diagnose endgültig im Versorgungssystem anerkannt. Eines der Leitsymptome der KPTBS ist die Panikattacke, die im Prinzip nichts anderes ist als ein Spiegelbild der permanenten existenziellen Angst, in der der Betroffene seit frühester Kindheit lebt. Leidet man also an Panikattacken, sollte man auch immer die komplexe posttraumatische Belastungsstörung als Hintergrunddiagnose auf dem Schirm haben, weil sich allzu oft hinter den gewöhnlichen Psychodiagnosen Traumafolgestörungen verstecken.

Nachdem ich das Abitur trotz des ganzen Panikzirkus hinter mich gebracht hatte, war ich der Letzte aus unserer Stufe, der fertig wurde. Es begann ein mieser Sommer. Ich hatte eine chronische Magenschleimhautentzündung, war mehr oder minder die ganze Zeit am Trinken. Ins Boxtraining ging ich nicht mehr. Als Vorwand diente mir mein kaputtes Knie. Innerlich war ich von Scham und Angst zerfressen, weil ich wusste, dass ich keine Leistung mehr bringen würde und dass ich die Härte, im Ring zu stehen, nicht mehr hatte. Die Beziehung mit S. ging nach und nach den Bach runter, ich wurde immer cholerischer, frustrierter und nahm ihr die Luft zum Atmen. Sie trennte sich von mir, kam auf mein Flehen wieder zurück, um vier Wochen später endgültig zu gehen. Von da an war alles vorbei. Ich arbeitete noch nicht als Türsteher und suchte, während ich auf meinen Studienbeginn wartete, jede Gelegenheit, um mich systematisch zu betrinken. Der Liebeskummer war so immens, die Einsamkeit so groß, und es gab kein Mittel mehr zur Kompensation. Aus dem stolzen Jungen, der noch vor anderthalb Jahren in der tobenden Halle seinen ersten Boxkampf gewonnen hatte, war ein aufgeschwemmtes Wrack geworden, das mit vermeintlich zerstörtem Knie in der Wohnung saß und sein Schicksal betrauerte. Da war er wieder, der kleine, fette, beschämte Junge.

Zwei Leben

Familientradition versus eigene Träume

Ich sitze am Bett meines kranken Vaters. Er ist mittlerweile 85 Jahre alt und hat gerade eine schwere neurologische OP hinter sich gebracht. Es ist Sonntag, und wir unterhalten uns über den Sinn des Lebens. Er ist sehr zugewandt und milde und sagt, wie stolz er auf mich ist und wie gerne er sich meine YouTube-Videos anschaut. Unumwunden gibt er zu, dass seine Karriere als Anwalt ihm aufgedrängt wurde und nie eine Herzensangelegenheit gewesen war. Eine familiäre Pflicht, die er hatte ableisten müssen, ohne je eigene Begeisterung dafür zu spüren. Er hätte lieber etwas mit Literatur gemacht, aber in den Fünfzigern kam er dem Willen und der Familientradition nach. Jeder hatte Jurist zu werden.

Früher wäre ich wohl bei dieser Aussage aus dem Stuhl gesprungen und hätte mich lautstark mit ihm gestritten, da auch für mich die unausgesprochene Verpflichtung galt, dass es keinen anderen Beruf gibt als den des Juristen. Heute schaue ich mit großer Gelassenheit auf diese Geschichte, da ich meinen Frieden mit den sieben Jahren Jurastudium gemacht habe, von denen mich mein Vater überzeugt hat.

Exkurs

Solche Phänomene sind in der transgenerationalen Familientherapie gängig. Es gibt eine Familienkultur und Tradition, diese wird von Generation zu Generation weitergegeben, und jeder wird aufgrund dieser Tradition gezwungen, gegen seine Neigung zu leben. Häufig nimmt die Entschlüsselung solcher Aufträge und Familientraditionen viel Zeit in Anspruch, und es dauert Jahre, bis sich Betroffene aus derartigen Verstrickungen befreit haben. Werden solche Aufträge nicht gelöst, lebt der Betroffene ein ungelebtes Leben, was früher oder später zur Symptombildung führen kann. Die oder der Betroffene werden zum Beispiel depressiv, weil sie nie das Leben gelebt haben, das sie eigentlich hätten leben wollen.

Mein erster zaghafter Versuch, Psychologie zu studieren, kam mit neunzehn, nach meinem von Angstattacken geprägten Abitur – also in dem Jahr, in dem ich die meiste Zeit betrunken war. Ich äußerte gegenüber meinem Vater diesen Wunsch und sagte, dass mir das sinnvoller erschiene als ein Jurastudium. Mein Vater machte mir ohne Umschweife klar, dass Psychotherapie was für komische Typen sei und Juristen schließlich die Geschicke des Landes tragen würden. Im Alkoholdusel, frisch getrennt, hatte ich nicht viel Kraft, dem intellektuell irgendwas entgegenzusetzen. Mein Vater begleitete meinen Bruder und mich zur Einschreibung ins Jurastudium. Beide Ruland-Zwillinge sollten schließlich Juristen werden. Acht Wochen nach Studienbeginn entschied sich mein Bruder, Schauspieler zu werden, und hörte auf das, was in ihm steckte. Er reiste durch ganz Deutschland, um seinen Traum wahrzumachen, und wurde an einer renommierten Schauspielschule angenommen. Mein inneres Bedürfnis, Psychologie zu studieren, war nicht so mächtig.

Jahre später sollte ich aber dennoch meinen Wunsch durchziehen. Erst als ich das Familienerbe angetreten hatte, fand ich den Mut, mit 27 noch einmal ganz von vorne anzufangen.

Mein Zögern oder meine mangelnde Kraft, das Psychologiestudium durchzusetzen, hatte noch einen anderen Grund. Ich fühlte mich mehr und mehr zum Nachtleben hingezogen. Vor dem Studium arbeitete ich eine Zeitlang als Kellner, um Geld für Partys und meine Sauforgien zu haben. Ich war entweder betrunken oder arbeitete. Immer mehr wurde ich jedoch auch als Ordner oder Türsteher für kleinere Discos und Konzertveranstaltungen angefragt. Nachdem ich mein erstes Jura-Semester versoffen hatte, tauchte ich völlig in die Welt der Türsteherei ab, eigentlich um weniger zu trinken, und fand dabei ein Psychologiestudium ganz anderer Art. Der Deal zwischen mir und meinem Vater war klar: »Du kannst nachts machen, was du willst, solange du in Jura ablieferst.« Den Deal beherzigte ich bis zum Anwaltsberuf. Die Beobachtungen, die ich nachts machte, gaben mir tiefe Einblicke in die menschliche Psyche. Nirgendwo habe ich mehr über die menschliche Natur, über Freud, Leid und Elend gelernt als in meinem Job als Türsteher. Ich blieb ihm dreizehn Jahre lang treu. In dieser Zeit wurde ich oft angezeigt, wurde mit Stichwaffen angegriffen und kann die Momente, in denen es knapp war oder die mit schweren Verletzungen hätten ausgehen können, gar nicht zählen. Einen Menschen habe ich in Notwehr so verletzt, dass er heute ein steifes Bein hat. Alles werde ich über diese Zeit nicht erzählen können, da die Türsteherwelt immer auch ein Graubereich der Legalität ist. Aufgrund des nahen Bezugs dieser Welt zur organisierten Kriminalität werden viele Personen anonymisiert und verändert dargestellt. Der Kern ist jedoch immer wahr.

Die Arbeit an der Tür – ein Spiel in drei Akten

Erster Akt

Yilmaz hatte eine Hand an meinem Hals und umfasste zur Hälfte mein Kinn, während er mit seiner anderen meine Eier hielt. Seine dunklen südländischen Augen waren irre vor Aggression, das Kokain, das Grundbestandteil seines Blutbildes war, tat sein Übriges. Er schrie immer wieder: »Ich fick dich, du Bastard. Ich fick dich, du Bastard!"

»Meine Jungs haben gesagt, dass du eine Fotze bist. Du bist eine Fotze!« Er knallte meinen Kopf gegen die Wand und brüllte weiter. Ich wusste nicht, was gerade passiert war, aber ich wusste, dass ich wieder dort angekommen war, wo ich so oft ankam, wenn es eng wurde. Ich war wieder einmal komplett dissoziiert und bemerkte wie aus weiter Ferne im Bauch Todesangst. Was hier gerade passierte, verstand ich nicht. Yilmaz und ich hatten uns immer freundlich gegrüßt. Yilmaz war eine richtige Unterweltgröße. Der Kampfrekord war ungleich verteilt. Philipp, 21, Jurastudent. Ungefähr sieben Boxkämpfe, etwas Karate, ein gewaltfreies Elternhaus. Yilmaz in seinem letzten Lebensjahr, um die dreißig, mehrere Haftstrafen wegen Körperverletzung, Kampfsportler, Mitglied einer Gang und eine Kindheit, in der er mit Sicherheit mehr Schläge als Küsse bekommen hatte. Der »fette Sachsen-Walter« stand mit Anabolika aufgepumpt mit seinen 130 Kilo auf 1,86 Meter daneben und lachte mich hämisch aus. Yilmaz machte weiter. Ich hätte ihm eine Kopfnuss geben oder zwei Seitwärtshaken abfeuern können. Sein Kopf war weit genug weg, aber ich war starr vor Angst. Die Situation hatte mich völlig überrascht. Ich war gerade dabei gewesen, einen Kontrollgang durch die Studentendisco mit dem Namen *Fisch* zu drehen, die über dreizehn Jahre meine

Heimat war und die von meinem lieben Freund und DJ Alfonso Puccio aka DJ Fonz betrieben wurde. Er ist bis heute mein Freund und einer der nettesten Menschen, für die ich je gearbeitet habe. Ich blieb neben der Bar in einer Ecke stehen und wollte die Feiernden beobachten, als mich Yilmaz unter dem hämischen Grinsen von Sachsen-Walter aus dem Nichts attackierte.

Yilmaz schrie weiter, gelähmt ertrug ich es, unfähig, mich zu wehren. Die Szene endete, als Yilmaz von mir abließ und sagte, dass er mich ab jetzt jagen würde. Diese Jagd dauerte fünf Monate. Ich hatte keine Lobby, Yilmaz war überall beliebt. Wir standen uns mehrmals gegenüber. Mal hatte ich einen Schlagring in der Hand, er eine Bierflasche. Es war nie zum Äußersten gekommen. Innerlich hatte ich den Kampf gegen Yilmaz schon längst verloren. Ich verschwand unter dem Vorwand, bessere Möglichkeiten im Jurastudium zu haben, nach Mainz, um dieser unguten Situation aus dem Weg zu gehen. Yilmaz nahm sich wenige Monate später im Suff und Koksrausch das Leben. Es war ein komisches Gefühl, zu hören, dass der Mensch, der einem in den letzten Monaten am meisten zugesetzt hatte, tot war. Ab diesem Zeitpunkt hat der Satz »Ich würde ihm den Tod wünschen« eine andere Bedeutung für mich bekommen. Die Begegnung mit Yilmaz war das Ende des ersten Aktes meiner Türsteher-Karriere.

Dieser erste Akt dauerte ungefähr von 1999 bis 2003, als ich nach Mainz wechselte, um dort mein erstes Jura-Staatsexamen abzulegen. Nachdem ich das Boxen aus Versagensangst aufgegeben hatte, hatte ich viel Krafttraining gemacht und wurde von einem eher schlanken Halbschwergewichtler zu einem 110-Kilo-Brocken. Zunächst arbeitete ich dienstags im Fisch und am Wochenende als Parkplatzwächter in einer Großraumdiskothek. Aber eines führte zum anderen und ich wurde auch am Wochenende immer öfter zum Türsteher. Mein Psychotherapeut Roberto begrüßte dies, weil ich schnell, als ich bei ihm angefangen hatte, aufgehört hatte zu trinken und so an den Wochenenden völlig vereinsamt war. Legt man eine schlechte Eigenschaft ab oder entwickelt sich weiter, ist man immer zuerst einmal allein, weil die alten Bezüge nicht mehr passen und sämtliche Verhaltensweisen und Beziehungen nicht mehr funktionieren, die über die Sucht gelaufen sind.

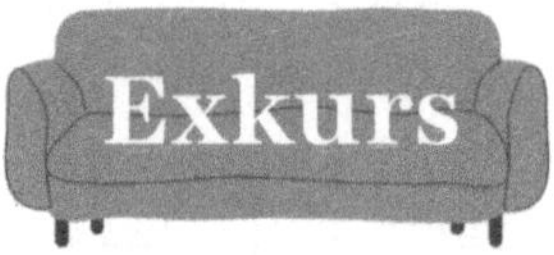

Die Vereinsamung bei persönlicher Weiterentwicklung ist ein Phänomen, das ich häufig in Therapie beobachte. Es ist wichtig, dieses Phänomen zu kennen, da viele Menschen, die sich auf den Weg machen, an diesem Punkt die Therapie abbrechen. Das hat einen Grund: Wenn man seiner Geschichte und seinem biografischen Schmerz nachspürt, dann verändert das auch die Konstruktion der sozialen Welt. In unserer Kindheit und aufgrund des dort erlebten Schmerzes lernen wir oft destruktive Verhaltensmuster und Ansichten über uns selbst, die, wenn man seinem biografischen Leid auf den Grund geht, plötzlich nicht mehr zu einem passen. Und so passt man nicht mehr zu seinem Umfeld. Ein Alkoholiker, der aufhört zu saufen, passt nicht mehr zu seinem Saufkumpan. Ein Mensch, der aus Gewalt ausbricht, passt nicht mehr zu gewalttätigen Menschen. Diese Erstverschlimmerung ist vielen Menschen in Therapie nicht bewusst und tut am Anfang weh, weil die Veränderung einem mehr nimmt, als sie zunächst gibt. Die Früchte einer Psychotherapie erntet man meist erst Jahre später,

also mit Zeitverzögerung. Deshalb braucht man für eine Therapie auch einen langen Durchhaltewillen, insbesondere wenn es um tiefsitzenden emotionalen Schmerz geht.

So gesehen war die Tätigkeit als Türsteher ein Rückfallverhinderungsprogramm. Als Türsteher ist Alkohol tabu, alkoholisiert kämpft es sich nicht gut, und es ist immer schlecht, wenn man betrunkener ist als die Kundschaft.

Die Saarbrücker Türsteherzeit war am Anfang harmlos verglichen mit dem, was 2003 in Mainz abging. In meiner Heimat gab es noch keine ausufernde Messergewalt, und Schlägereien hörten immer auf, wenn ein Mann am Boden war. Ich kann mich noch gut daran erinnern, wie ich in der *Insel,* einer Disco im benachbarten Saarlouis, bei einer Schlägerei dazwischengehen wollte und auf der glatten Tanzfläche ausrutschte und unter den Pulk der sich Prügelnden rutschte. Die Meute, die sich gerade noch gegenseitig verdroschen hatte, war froh, dass ein Türsteher oder, wie sie immer voll Verachtung sagten, ein »Security«, wie ein Maikäfer auf dem Rücken unter sie rutschte. Sie nutzten die Gelegenheit und traten und hauten mir von allen Seiten in die Fresse, während aus der Box *Ich liebe das Leben* von Vicky Leandros erklang. Nach einer Minute war der Spuk vorbei. Meine Jungs hatten die prügelnde Meute mit Schlagstöcken vertrieben und den verbeulten Rest von mir wieder auf die Beine gestellt. Ich hatte Schrammen und Kratzer, blaue Flecken und ein dickes Auge. Ich hatte keine Todesangst verspürt. Mir war von Anfang an klar gewesen, dass sie mich nur ein bisschen verdreschen wollten. Sie hatten keinen wirklichen Vernichtungswillen. Jahre später würde fast jede Auseinandersetzung auch ein Kampf sein, bei dem es darum ging, nicht schwer verletzt zu werden –oder Schlimmeres.

Die Gegner, mit denen man sich auseinandersetzen musste, waren in der Regel Jungs, die zu viel getrunken hatten. Provinzfußballer, aber keine Milieuverbrecher oder Berufskriminelle. Mein Hauptkampfmittel war nicht die geballte Faust, sondern eine freundliche Ansprache. Die Haupttätigkeit als Türsteher war nicht die Verhinderung von Gewalt, sondern der Abtransport besoffener Kunden, ohne dass sie in den Tod stürzten oder die Diskothek vollkotzten.

Die ganze Zeit, als ich in Saarbrücken als Türsteher arbeitete, war mir im Prinzip selbst klar, dass ich ein Junge aus gutem Hause war, der ein paar kampfsportliche Fähigkeiten hatte und relativ aufgeblasen aussah. Tief saßen noch die Wunden der erlebten Jugendgewalt und das permanente Gefühl, ein Angsthase zu sein. Die erste üble Auseinandersetzung hatte ich mit meinem Kumpel Jürgen, mit dem ich in der *Insel* arbeitete. Es war ein ruhiger Freitagabend mit mehr Barbetrieb als TanzBetrieb, als die Tür aufging und ein voll tätowierter Glatzkopf und ein einäugiger Rocker hereinkamen, uns vor die Füße spuckten und einfach weitergingen. Nicht, ohne uns noch darauf aufmerksam zu machen, dass wir zwei lächerliche Fotzen seien. Ich erstarrte direkt und war vor Angst kaum handlungsfähig. Gefangen im Trauma-Freeze-Modus schaute ich Jürgen hilfesuchend an.

Exkurs

Ist man aus der Kindheit traumatisiert oder ist mit einer traumatisierenden Situation konfrontiert, bleibt dem Individuum aufgrund unseres prähistorischen Erbes oft nichts anderes als mit einer von drei Modalitäten zu reagieren: Freeze, Fight, Flight. Zu Deutsch: Einfrieren, Kämpfen oder Fliehen. Jeder Mensch trägt diese drei Modalitäten in sich und setzt sie instinktiv in traumatisierenden Situationen ein. Dies geht ganz schnell und entzieht sich unserer kognitiven Bewertung. Sehen wir die Möglichkeit zur Flucht, verlassen wir traumatisierende, lebensgefährliche Situationen. Können wir nicht weg, kämpfen wir oder erstarren, wenn wir den Erfolg des Kämpfens unterbewusst als gering einschätzen. Gerade Menschen, die in der Kindheit schwer traumatisiert wurden, neigen dazu einzufrieren. Nur ein kleiner Prozentsatz an sehr aggressiven jungen Männern geht direkt in einen brutalen Kampf. Die meisten Frauen, die sexueller Gewalt ausgesetzt sind, gehen in den Freeze-Modus, um schlimmerer Gewalt durch den Täter zu entgehen. Diese Modi wiederholen Traumapatienten im Leben immer wieder, selbst wenn sie sich nicht in einer traumatischen Situation befinden.

Ich merkte, dass beide Typen richtig harte Schläger waren. Sie waren mir in ihrer Brutalität überlegen und ich fiel innerlich sofort in den Modus des kleinen, hilflosen Kindes, das der Gewalt der Jugendgang ausgesetzt war, und konnte so gut wie nichts mehr machen. Jürgen bestätigte meine Einschätzung und klärte mich auf, dass es sich bei dem einen um den stadtbekannten Skinhead Dirk E. handelte, dessen Umfeld auch für den Mord an einem schwarzen Asylbewerber verantwortlich war. Der andere war ein Rocker, der bei einer Schlägerei schon ein Augenlicht eingebüßt hatte.

Die zwei Penner machten sich den ganzen Abend lang einen Spaß daraus, sich mit Bierhumpen in der Hand ungefähr zehn Meter von uns entfernt hinzustellen und uns auszulachen.

Ich war die ganze Zeit zerfressen vor Angst, und Jürgen, der zum damaligen Zeitpunkt schon den ersten Technikergrad in Wing Tsun Kung Fu besaß, war sichtlich angespannt. Allein oder als stärkster Mann im Team wäre ich mit der Situation nicht fertig geworden.

Den ganzen Abend lang erzählte mir Jürgen, was die zwei Typen auf dem Kerbholz hatten und in welche Schlägereien sie bereits verwickelt gewesen waren. Gegen Ende des Abends war ich innerlich so groß wie eine Legofigur. Ich hatte Todesangst. Mir war klar, dass ich es nie mit solchen Verbrechern aufnehmen könnte.

Das Blatt wendete sich plötzlich, als die zwei Figuren das Lokal verließen. Sie waren sichtlich angetrunken und gingen mit torkelndem Gang an uns vorbei. Dirk E., der Nazi, drehte sich um und sagte lallend »Tschüss ihr Wichser« und wollte sein Bierglas in unsere Richtung werfen. Jürgen war schneller und haute ihm derartig in die Fresse, dass er direkt umfiel und auf seinen Kumpel mit dem einen Auge stürzte. In dem Moment überwand ich meine Lähmung und fing an, auf die zwei, die gerade wieder hochkommen wollten, um uns anzugreifen, einzuprügeln. Ich entlud meine Angst und Verzweiflung auf sie, während auch Jürgen mit allem, was er hatte, auf sie einschlug. Es kam keinerlei Gegenwehr. Nach ungefähr vierzig Sekunden ließen wir von ihnen ab. Mühsam standen sie auf, völlig gangunsicher und orientierungslos. Dirk E., der später in einem Nachbarort erschossen werden sollte, war völlig fassungslos und stammelte nur noch, was das denn gewesen sei.

Eine ungeahnte Erleichterung durchfuhr mich, gleichzeitig wusste ich aber, dass ich ohne Jürgen niemals den Freeze-Modus verlassen hätte, sondern den Typen wie ein Häufchen Elend gegenübergestanden hätte. Ich war innerlich zu klein, um es mit ausgewachsenen Verbrechern aufzunehmen. Ein traumatisiertes Kind, das versucht, mit den falschen Mitteln eine Sicherheit herzustellen, um nie wieder Opfer zu sein, ohne zu merken, dass es immer mehr zum Opfer wird. Die Nummer mit Yilmaz ein paar Monate später sollte mir das schmerzlich klarmachen.

Eine Lektion, die für meine Arbeit als Traumatherapeut von großer Bedeutung ist, hatte ich in diesem ersten Akt schon gelernt. Je mehr man ein Kind physischer Gewalt aussetzt, desto eher wird es zu noch mehr Gewalt kommen, insbesondere bei Jungen.

Ich kann mich noch gut an eine meiner letzten Begegnungen mit Ümit, einem Boxkameraden, erinnern, die mir heute noch nachhängt. Mein Bruder und ich boxten mit ihm in derselben Mannschaft. Wir beide mochten ihn, und er mochte uns. Er war älter, aber immer fair. Während mein Bruder und ich vor den paar Kämpfen, die wir machten, wie hysterische Hühnchen in der Umkleide herumliefen, war Ümit immer ganz gelassen und saß ruhig in der Ecke. Irgendwann fragte ich ihn: »Hey, Ümit, hast du gar keine Angst vor den Kämpfen?« Ümit lachte und entgegnete in breitem Türkendeutsch: »Philipp, hier gibt es wenigstens Handschuhe. Das, was mein Vater mit mir zu Hause ohne Handschuhe gemacht hat, war zehnmal schlimmer!« Dieser Satz ist für mich noch heute als Therapeut von Bedeutung und er lieferte mir eine Erklärung für die Geschehnisse, die folgen sollten, als ich Ümit das letzte Mal sah, bevor er abgeschoben wurde.

Ümit besuchte mit seiner Truppe die Studentendisco, in der ich dienstags arbeitete. Lauter junge Türken mit muskulösen Körpern und krummgeschlagenen Nasen. Ümit hatte das am wenigsten zerklatschte Gesicht. Meine Türjungs hassten mich dafür, dass ich mich für Ümit verwendet und ihn und seine Crew hereingelassen hatte. Ümit hielt Wort. Obwohl seine Jungs barbarische Schläger waren und unsere Mannschaft gegen sie kaum eine Chance gehabt hätte, gab es keine einzige Schlägerei. Den ganzen Abend nicht. Man sah seinen Kumpels an, dass sie aus dem Teakholz der

Straßengewalt geschnitzt waren, ihre stumpfen, von Kindesmisshandlung und Jugendgewalt geformten Gesichter waren nicht in der Lage, das Interesse in den Augen der bürgerlichen Studentinnen zu wecken. Ihr Ziel, ein paar Ladys mit nach Hause zu nehmen, war unerreichbar. Der Abend hatte ihnen einmal mehr klargemacht, wo sie in der Gesellschaft standen. Die Rechnung sollte ein etwas vorlauter Soziologiestudent zahlen, der mit einem aus Ümits Crew vor der Tür aneinandergeraten war. Wir waren oben beim Aufräumen der Diskothek, als die markerschütternden Schreie einer jungen Frau uns aufschreckten. Sie schrie immer wieder völlig in Panik: »Da unten ist einer totgeschlagen worden. Da unten ist einer totgeschlagen worden.« Ich stürzte als Erster die Treppe hinunter. Das Bild, das sich mir bot, war grausam.

Ein junger Mann, man konnte noch erkennen, dass er blond war, lag bewusstlos auf dem Boden. Sein Gesicht war ein einziger blutverschmierter Klumpen, beide Augen komplett zugeschwollen, die Jochbeine eingeschlagen. Als ich mich näherte, war ich nicht sicher, ob er noch lebte. Es standen ein paar Menschen um den am Boden Liegenden. Es war sechs Uhr morgens. Das hysterische Geschrei der Frau hörte ich nicht mehr. Als ich mich über den Mann beugte, merkte ich, dass er noch atmete. Das Gesicht war Brei. Vorsichtig drehten ein anderer Türsteher, der Rettungssanitäter war, und ich ihn zur Seite. Ich griff ihm mit Handschuhen in den Mund, um zu schauen, ob er seine Zunge verschluckt hatte. Er stöhnte und röchelte. Es war das am schlimmsten zugerichtete Gesicht, das ich bis dato je gesehen hatte. Beim Schreiben dieser Zeilen merke ich, wie sehr sich dieses Bild in mein Hirn eingebrannt hat.

Ich wusste genau, wer für die Tat verantwortlich war. Es war Ümits Crew, oder besser gesagt die Abertausenden Schläge, die diese Jungs von ihren Vätern eingesteckt hatten und die sie immer weitergaben, wie ein Primärtumor das weitere Krebsgeschwür schafft. Die Cops waren schnell da und fuhren schweres Geschütz auf. Ringfahndung mit allen verfügbaren Kommandos. Die Täter fanden sie nicht, obwohl ich ihnen eine genaue Beschreibung gab.

Ümit wurde ein halbes Jahr später in die Türkei abgeschoben. Erste heute, nachdem ich mich seit vielen Jahren mit transgenerationaler Traumatisierung und Traumatherapie auseinandersetze, verstehe ich, wie der nette Ümit, von dem ich in einem Satz so viel über Gewalt gelernt hatte, innerhalb von Sekunden zu so einer Bestie werden konnte. Trauma verstehen heißt Gesellschaft verstehen.

Beschreibe ich heute diese Bilderwelt, hätte es eigentlich reichen müssen. Meine in der Kindheit geschundene Seele hatte zu dem Zeitpunkt genug. Die Beschreibung dieser Tat berührt mich heute noch. Als mein Inneres Heilung gebraucht hätte, stürzte ich weiter in die nächsten Katastrophen. Darunter die bereits erwähnte mit Yilmaz.

Zweiter Akt

Nach der Nummer mit Yilmaz war ich innerlich gebrochen. Wie gelähmt spulte ich eine Schicht an der Tür nach der anderen im Saarland ab. Nach Mainz zum Juraexamen zu gehen war die Lösung. Ich hatte vor, Kriminologie als Wahlfach zu machen. Das wurde in Saarbrücken nicht mehr angeboten. Ein guter Vorwand, vor Yilmaz zu fliehen. Ich wollte damals schon nicht mehr als Türsteher arbeiten und das alles hinter mir lassen. Das Examensjahr stand an, und ich musste meine ungeheuren Lücken in Jura aufholen. Ich ging ein paarmal in Mainz zum Boxen und es dauerte nicht lang, bis mich ein Student in der Cafeteria der rechtswissenschaftlichen Fakultät anhaute: »Du siehst aus wie ein Türsteher, hast du so was schon mal gemacht? Mein Chef sucht Leute.«

Ich musste zunächst lachen, war dann aber geschmeichelt. Man sah mir meine Prägung an. Wir kamen ins Gespräch, und ich sagte ihm, dass ich so was eigentlich nicht mehr machen wollte. Innerlich wusste ich aber, dass ich mehr Geld brauchte, meine Eltern hatten zu der Zeit wieder wirtschaftlich sehr zu kämpfen, und fertig war ich mit der Türnummer nach der Yilmaz-Totalvernichtung auch noch nicht.

Die Diskothek, in der ich arbeiten sollte, war »nur« ein Studentenladen, was sollte da groß passieren? Höchstens ein paar aufsässige Sportstudenten, kein Milieu, keine Kriminalität. Ich sagte zu. Ich konnte nicht ahnen, was ich da losgetreten hatte.

Erste Schicht in dem ach so harmlosen Mainzer Studentenladen. Ich arbeitete mit Paul N. zu zweit an einem Freitagabend. Tatsächlich hatten wir vorwiegend studentisches Publikum. Übliches Prozedere, 23 Uhr, Paul N. und ich standen an der Tür, als die erste Thekenkraft auftauchte und mitteilte, dass irgendeiner im Technoraum randalierte. Paul N. und ich gingen zielstrebig, ohne zu rennen, in den Technoraum und sahen einen Studenten, ungefähr 1,80 Meter groß, der wild tanzte und die anderen Gäste beim Tanzen wegschubste. Er machte zwar Scheiß, wirkte aber nicht wie der ultimative Endgegner mit seinen vielleicht achtzig Kilo Lebendgewicht. Übliche Taktik: Ich kam von hinten, zog an den Haaren seinen Kopf hinunter, nahm ihn in den Schwitzkasten und setzte mich sofort in Bewegung Richtung Tür. Er zappelte, aber ich hatte ihn. Das, was jetzt kam, war jedoch neu für mich. Während ich den zappelnden Studenten rausschleifte, brach Paul N. seine Gegenwehr, indem er ihm mehrmals in den Bauch schlug. So was hatte ich in Saarbrücken noch nicht gesehen. Wir kamen im Vorraum an, ich schubste den Studenten vor die Tür und hoffte, dass die Nummer damit beendet sein würde. Der junge Mann wollte sich aber nicht geschlagen geben, beschimpfte uns als »dreckige Wichser« und machte Drohgebärden, als würde er einen Angriff starten, der abrupt von einem Faustschlag von Paul N. beendet wurde. Dann ging er mit mir in den Vorraum zurück, wir steckten uns jeder eine Zigarette an, ich aus Schock über die sinnlose Brutalität, Paul N. aus

Freude über den gelungenen Knock-out. Aus den Augenwinkeln sah ich, wie der Student zu sich kam und wegschlich, mehr torkelnd als gehend, er wusste wohl nicht so recht, wie ihm geschehen war.

Paul N. lachte vergnügt. Was ich damals noch nicht wusste, war, dass er zu meinem Lehrer in Sachen Straßengewalt werden würde. Was mich nun erwartete, übertraf alles, was ich bis dahin erlebt hatte. Ich verbrachte zwei Jahre mit ihm, fasziniert, bewegt und oft abgestoßen. Am Schluss ging ich, wie immer, unter einem Vorwand. Ich wusste nicht viel über Paul N. und fand auch nicht viel über ihn heraus. Zwei Sätze reichten eigentlich. Aufgewachsen war er mit einem kleinen Bruder bei einer alleinerziehenden Mutter in ärmlichen Verhältnissen. Als Zwölfjähriger hatte er mit einem Besenstiel einen Liebhaber von seiner Mutter runtergeprügelt, der sie vergewaltigen wollte. Das ist das Einzige, was ich von ihm weiß. In wenigen Worten so viel Trauma, so viel Not, so viel Gewalt

Exkurs

Gewalt ist wie alles andere erlerntes Verhalten. Dies zeigt schon eindrucksvoll das Bobo-Doll-Experiment des verstorbenen amerikanischen Psychologen Albert Bandura, bei dem Kinder gewalttätige Szenen sehen, die sie später an einer Puppe imitieren. Kein Psychologiestudent ist am Bobo-Doll-Experiment vorbeigekommen. Fast jeder traumatisierte Mann, der in gewalttätigen Verhältnissen großgeworden ist, hat sein eigenes Bobo-Doll-Experiment durchgemacht. Zunächst hat er in seinem Umfeld gewalttätige Männer gesehen, die ihn und seine Familienmitglieder zu Opfern von Gewalt gemacht haben. Meist ist der Vater oder der Lebensgefährte der Mutter der Täter. Je nach Charakter ist solch ein Junge daran zerbrochen oder hat irgendwann angefangen, den Täteranteil des leidbringenden Erwachsenen zu imitieren. Gewöhnlich ist ein Leben im Täteranteil für traumatisierte Menschen leichter zu ertragen, da sie dabei selten das Gefühl haben, Opfer zu sein. Dies kommt meist erst wieder, wenn die Fähigkeit zur Gewalt und zur Unterdrückung anderer schwindet. Männer, die in Gewalt gelebt haben und ihre physische Kraft verlieren, werden häufig depressiv und greifen zum Alkohol.

Über Monate arbeitete ich mit Paul N. und anderen Menschen, zum größten Teil aus dem Rotlichtmilieu, zusammen. Ganz automatisch rutschte ich in ihr Verhalten hinein. Gehen war keine Option. Ich war kein Feigling. Die Yilmaz-Wunde aus Saarbrücken klaffte noch so tief, dass ich etwas anderes lernen musste, um nie wieder Opfer zu sein. Schnelle, explosive Gewalt! Ein falsches Wort. Bämm!

Paul N. und die Jungs aus dem Milieu fackelten nicht lange. Es waren auch ein paar Mainzer Studenten im Team, wir alle waren fasziniert und erschrocken zugleich. Ich rückte in meinem Verhalten immer mehr an die Milieujungs heran und schlug immer schneller zu, während ich Paul N. beobachtete, wie er mit mechanischer Präzision Leute ausknockte. Einem Drogendealer, der ihm auf den Sack ging und ihn mit einer Bierflasche bedrohte, steckte er ein Messer ins Bein. Gewalt wurde normal, ich gewöhnte mich an alles. Waffen, Männer, die getötet hatten und deshalb ein hohes Ansehen genossen. Dinge, die geregelt werden mussten. Einfach alles. Außen Juraexamenskandidat, innen

Milieukrimineller in Ausbildung mit immer mehr Anzeigen. An dem Job als Jurist hing ich ohnehin nicht. Mein Gewaltabitur war der Rosenmontag.

Dieser Tag war in Mainz Großkampftag. Wir saßen um vierzehn Uhr in der Disco. Zwei Jungs aus Saarbrücken, die ich angerufen hatte, waren auch dabei. Hawaiianer, der eigentlich Thomas heißt und fast zwei Meter groß ist, und D., ein langjähriger Freund von mir, der Südwest-Meister im Boxen war. Wir waren alle komplett in Schwarz eingepackt, trugen Wollmützen und hatten über die Bomberjacken noch Einsatz-Westen gezogen. Es war schweinekalt. Die Schicht ging von vierzehn Uhr bis zum nächsten Morgen um acht. Wir bekamen alle 350 Euro, was für unsere Verhältnisse damals viel Geld war. Wir sahen gleich aus, damit eine Identifizierung bei unnötigen Anzeigen schwieriger wurde. »Der Glatzkopf dahinten mit der Bomberjacke war's!« – »Welcher denn? Die tragen alle Bomberjacken und haben Glatzköpfe!« Als wir die Tür öffneten, war Krieg. Wir hatten zwei Polizeiabsperrgitter, aber der Platz war ein einziges Menschenmeer. Die Leute waren alle betrunken und grölten. Wir arbeiteten wie Uhrwerke, sonderten die zu Betrunkenen direkt aus und ließen die einigermaßen Tauglichen ins Innere der Disco.

Ungefähr eine Stunde nach Einlass lehnten wir einen Drogendealer ab, weil er eine Flasche Wodka in die Diskothek schmuggeln wollte. Unter lautstarkem Protest ging er. Zehn Minuten später krachte die Wodkaflasche in das hübsche Gesicht einer jungen Studentin, die vor mir brav und artig auf den Einlass wartete. Ihr Gesicht platzte auf, sie sackte zusammen. Die zweite Reihe zog sie direkt ins Innere, eine Thekenkraft kümmerte sich um sie, während die nächsten Flaschen im Türrahmen einschlugen. Der Abgewiesene zeigte sein Missfallen über den nicht erhaltenen Einlass, indem er seinen ganzen Rucksackinhalt nach uns warf. Die Glassplitter der am Türrahmen splitternden Flaschen trafen die auf Einlass wartenden Feiernden.

Paul N. gab mir ein Zeichen, und wir rannten los, um die Flaschenkanonade zu beenden. In der Menschenmenge verschwanden wir aus der Sicht des Werfenden. Er bemerkte uns erst wieder, als wir über ihm waren.

Anklage wegen § 224 StGB. Gefährliche, gemeinschaftliche Körperverletzung mit Gegenständen. Die Zeugenaussagen waren belastend. Ein Jurastudent, der mich nicht leiden konnte, hatte den Vorfall minutiös bei der Polizei beschrieben. Bei gefährlicher Körperverletzung gibt es nur noch die Möglichkeit einer Freiheitsstrafe, die zur Bewährung ausgesetzt werden kann. Der Wodkaflaschenwerfer und Mädchengesichtszerstörer wurde wenig später wegen eines schweren Raubdelikts in sein Heimatland abgeschoben. Seine Schreie, als wir bei ihm waren, werde ich bis heute nicht vergessen. Von meinem friedlichen Therapeutensessel aus ist mir diese Welt und mein Handeln in ihr völlig fremd. Als würde ich über einen anderen Menschen schreiben.

Der Rosenmontag nahm seinen Lauf, und es ging munter weiter mit Gewalt und Gegengewalt. Gegen vier Uhr morgens stand ich weit vorne mit einem anderen Kollegen auf dem Platz vor der Diskothek und selektierte grob, wer überhaupt noch gehfähig oder ansprechbar war und ins Innere gelassen werden konnte. Paul N. und ein anderer Türsteher, der lange in einem Bordell in Frankfurt gearbeitet hatte, machten den direkten Einlass. Es kam immer wieder zu Schlägereien. Die Nummer mit dem Flaschenwerfer war schon längst vergessen, zu dem Zeitpunkt war mir auch noch nicht klar, welchen strafrechtlichen Rattenschwanz die Sache nach sich ziehen würde. Ich war platt und versuchte, so gut es ging, alles verbal zu regeln. Ein großer, fleischiger Junge näherte sich. Seine riesige Gestalt und sein südländisches Aussehen, gepaart mit seinem schon sehr angeschlagenen Gang ließen ihn aussehen wie einen gutmütigen Bären. »Eh, Habibi lass mich rein«, sagte er zu mir. Er konnte sich noch auf den Beinen halten, sein Blick war aber so trüb wie das Putzwasser auf einem Bahnhofsklo. Er war völlig wesensverändert, hatte aber nichts Bedrohliches an sich außer seinem riesenhaften Körper, der in einem Sweatshirt steckte, mit dem man locker einen Peugeot 205 hätte bedecken können. Müde, aber freundlich entgegnete ich: »Nein, Habibi, heute Abend nicht mehr, du hast genug, außerdem ist die zweite Reihe hinter nicht sehr locker.«

Ich war der festen Überzeugung, ich könnte ihn »runterreden«, und war völlig überrascht von dem, was dann kam. Tonlos griff er mit glasigem Blick unter sein Sweatshirt, zog ein riesiges Filettiermesser heraus und fing direkt an, Stechbewegungen in meine Richtung zu machen. Zum Glück war er so verlangsamt, dass ich noch zur Seite springen konnte. Der erste Stich wäre, wenn er schneller gewesen wäre, genau über meinem Bauchnabel eingedrungen. Bei der Breite der Klinge und der Kraft, mit der er stieß, hätte ich wahrscheinlich schwere innere Verletzungen gehabt. Es war eine Zentimetersache zwischen Leben und Tod. Mein Kollege schrie: »Er hat ein Messer.« Und ich hörte das mechanische Ausfahren seines Teleskopschlagstocks. Ich hatte meinen bereits gezogen und schlug immer wieder in Richtung des Angreifers, um ihn auf Distanz zu halten. Das Tränengasgel, das ihm mein Kollege in großer Ladung ins Gesicht sprühte, veranlasste ihn zur Flucht. Er verschwand torkelnd in der Menge.

Wir blieben wie Salzsäulen zurück. Paul N. trat von hinten an uns heran, lachte dreckig und sagte: »Ein bisschen Messer-Action? Gehört dazu!« Scheinbar gelangweilt schnippte er seine Kippe weg.

Monatelang sah ich immer wieder unter der Dusche das Messer auf mich zurasen. Ich blieb trotzdem. Vom heutigen Standpunkt aus ist mir klar, warum ich nicht aufhörte. Die Rolle als Türsteher war das Einzige, was meinen fragilen Selbstwert stützte, ich hatte nichts anderes, worauf ich stolz sein konnte. Jura interessierte mich nicht. Es gab nichts, worüber ich mich hätte definieren können. Zudem war meinem

Vater wieder einmal das Geld ausgegangen. Und ich musste arbeiten, um mir neben der Examensvorbereitung meinen Lebensunterhalt zu finanzieren.

Eine Weile später war ich auf Heimaturlaub und verbrachte ein verlängertes Wochenende in Saarbrücken. Als hätte Fonz, mein Langzeitchef, es gerochen, fragte er mich, ob ich für ihn im *Number One* arbeiten wollte.

Ich war zu diesem Zeitpunkt bereits ein anderer geworden. Ein Jahr Türsteherdasein im Rhein-Main-Gebiet, Mainz, ab und zu Frankfurt und immer mit Jungs aus dem Rotlichtmilieu hatten mich verändert. Ich willigte sofort ein, in dem Laden zu arbeiten, in dem ich noch vor fünf Jahren so furchtbar zwischen die Tische geklopft worden war. Der Abend ging gut los, und ich freute mich, meine Jungs zu sehen: Hawaiianer, den dicken Michel und die anderen Chaoten. Es war auch einer der ersten Abende, an dem ich mit Mike arbeitete. Mike war ein Tausendsassa. Bodybuilder, Überlebenskünstler, der Inbegriff von Streetsmartness. Ich verbrachte lange Abende mit ihm an der Tür, wir philosophierten über Gott und die Welt. Er hat über 25 Jahre an der Tür gearbeitet und gelebt, wie er wollte. Ich lernte von ihm viel über das Mannsein und die Straße. Immer weniger dicker, hilfloser Junge, immer mehr Mann.

Es war gegen vier Uhr, wir hingen im *Number One* an der Kasse vor der Treppe ab, die in die Disco hinaufführte. Roberto hatte mir inzwischen den Alkohol abgewöhnt. Der 24. Kaffee schmeckte schal. Mir taten vom permanenten Stehen die Füße weh, es war kalt. Zu diesem Zeitpunkt arbeitete ich nur noch mit stichsicherer Weste, dic ich unter meinem Anzug trug.

Plötzlich ertönte der übliche spitze Schrei einer Kellnerin: »Tür, Tür!«

Es gibt Diskotheken mit Alarmleuchten, aber im *Number One* funktionierte es noch ganz oldschool. Das Thekenpersonal schrie das geflügelte Wort »Tür«, und die Türsteherherde trabte an. Ich konnte mittlerweile schon an den Nuancen der Schreie erkennen, wie schlimm es war. Der Schrei war Bundesliga, mittlerer Tabellenplatz. Es würde ernst werden. Ich musste allein hoch, zwei Mann, Mike und der dicke Michel, waren im Innenraum. Bamouni und der Hawaiianer, der heute Patenonkel meiner ältesten Tochter ist, blieben unten. Zwei Mann mussten immer die Tür sichern. Ich rannte hoch, zog mir die Handschuhe an. Die Kellnerin nahm mich in Empfang und sagte mir, dass der dicke Michel Ärger mit zwei sehr aggressiven Typen hätte und sie Mike nicht finden könne. Ich lief in die Cocktailbar und sah schon Michel, der von zwei Leuten bedroht wurde. Ich hatte sie beide vor zehn Minuten reingelassen, weil ich einen von ihnen vom Sehen kannte. Sie entsprachen nicht ganz dem Dresscode, aber der Kleinere der beiden, ein Kurde aus einem Vorort von Saarbrücken, war mir nie negativ aufgefallen. Der Dresscode interessierte mich um vier Uhr morgens nicht mehr sonderlich. Ich war müde. Der Zweite war deutlich imposanter. Typ Basketballer, 1,95 groß, athletischer Habitus, wutverzerrtes südländisches Gesicht. Er bedrohte Michel mit vorgehaltenem Zeigefinger. Ich war mir sicher, die Situation verbal entspannen zu können, da ich die zwei Jungs reingelassen hatte und kein Problem mit ihnen hatte. Ich näherte mich taktvoll, so wenig bedrohlich wie möglich, und fragte dann an alle gerichtet, ob ich in irgendeiner Weise behilflich sein könnte. Michel, der Europameister und Junioren-Weltmeister im Judo war und auf der Flachbank über 200 Kilo rausrücken konnte mit einem Handgriff wie ein Schraubstock, sagte mir: »Die passen hier von den Klamotten her nicht rein, hast du die reingelassen?« Ich bejahte die Frage und wollte Michel klarmachen, dass er die Jungs um die Uhrzeit ruhig in die Diskothek lassen könnte. So spät sah eh keiner mehr klar aus seinen Augen.

Der Modellathlet, der mich über einen halben Kopf überragte, hatte einen anderen Plan. Nun streckte er mir seinen langen Arm entgegen und schrie: »Du Wichser, ich fick deine Familie. Ich fick deine Familie.« Seine hasserfüllten südländischen Augen stierten mich an und beförderten mich zurück in die Szene mit Yilmaz. Zugedrückter Hals und meine Genitalien in der Hand eines Fremden. Damals war mir noch nicht klar, welche Triggerwirkung meine Genitalien in der Hand eines Fremden hatten. »Ich fick deine Familie. Ich fick deine Familie.« Dunkle bedrohliche Augen. In mir explodierte etwas. Niemand fickt mich und meine Familie. Er hatte den Satz kaum ausgesprochen, als sich meine innere Explosion entlud. Mein erster Schlag zielte in Richtung der hasserfüllten Augen und traf ihn nicht mit voller Wucht am Kinn, weil er noch den Kopf wegziehen konnte. Er hatte sich gedreht, und ich schlug noch mal nach ihm, während er sich rückwärts zum Notausgang der Cocktailbar bewegte. Sein Schlag verfehlte mich, da ich die ganze Zeit mit dem Oberkörper pendelte. Im Türrahmen der Cocktailbar hielt er sich fest und trat mehrere Frontkicks nach mir. Ich selbst erwischte ihn mit einem Frontkick, er taumelte rückwärts ins Treppenhaus, während er mir und denen, die ich liebe, weiter Grausamkeiten androhte. Ich verlor völlig die Fassung, prügelte und trat auf ihn ein, während wir die Treppe runtertaumelten und stürzten. Er entzog sich dem Schlaghagel, kam am Treppenabsatz an und zerschlug eine Bierflasche, die dort lag. Mit dieser wollte er auf mich einstechen. Ich griff ebenfalls nach einer herumliegenden Flasche, um den Hass in den dunklen Augen zu beenden und in mir die Angst zu stoppen, die ich seit jeher vor dunklen Augen habe.

Plötzlich hob ich ab, mein ganzer Körper schwebte in der Luft. Der dicke Michel hatte mich gepackt, mir die Beine weggezogen und mich mit Mike die Treppe hochgeschleppt. Richtig zu mir kam ich erst, als Mike vor mir stand, mich schüttelte und schrie: »Philipp, was ist los? Philipp, was ist los? Du drehst völlig durch ...«

»Sie haben etwas sehr Wichtiges verloren, Philipp!«, sagte Roberto mit Bedacht, nachdem ich ihm die Vorkommnisse dieser Nacht geschildert hatte. »Sie haben ihre Tötungshemmung verloren, Sie waren in einem Blutrausch.« Ich weiß, dass etwas kaputt gegangen war, in dem Moment, als ich mich auf den anderen stürzen wollte, egal, mit welcher Konsequenz. Ich wollte nur die dunklen hasserfüllten Augen und die damit einhergehende Angst in mir besiegen, auch wenn der Preis ein zerschnittenes Gesicht gewesen wäre oder ein verletzter Kontrahent.

Exkurs

Traumaopfer kommen immer wieder in Situationen, in denen sie freiwillig oder unfreiwillig bereits Erlebtes reproduzieren, das an ihr Initialtrauma erinnert und dieses triggert. Ein junger Mann, der zum Beispiel regelmäßig durch die Gewalt des Vaters zum Opfer geworden ist, sucht sich einen Beruf, in dem er mit Gewalt konfrontiert ist, oder er sucht gewalttätige Situationen auf und reinszeniert somit immer wieder unbewusst die ursprüngliche Bedrohung durch den Vater. Traumatische und aversive biografische Situationen sind so lange in einem Individuum, bis sie gelöst werden. Die Hauptaufgabe der Traumatherapie ist es, solche Reinszenierungen aufzudecken. Unsere belasteten Biografien unterliegen einem Wiederholungzwang, der sich so lange wiederholt, bis die Ursache aufgedeckt wird, das wusste schon Freud. Warum dunkle hasserfüllte Augen mich so triggerten, verstand ich erst Jahre später.

Nach der Nummer im Treppenhaus durfte ich drei Monate nicht im Club arbeiten.

Ich blieb in Mainz und begann mit meiner Jura-Examensvorbereitung, ich arbeitete weniger und defensiver. Mein Verhältnis zu Paul N. wurde angespannter. Kurz nach dem Examen verließ ich das Mainzer Nachtleben und das Rhein-Main-Gebiet unter dem Vorwand, eine kranke Mutter zu Hause zu haben. Innerlich konnte ich zu krankmachenden Situationen noch nicht Nein sagen und musste mir immer irgendwelche Alibigeschichten ausdenken. Nach ein paar Monaten wurden sämtliche Anzeigen gegen mich eingestellt, ich konnte ohne jeden Makel meinen Referendardienst antreten.

Dritter Akt

Ich war gerade vom Gericht gekommen und hatte in meiner ersten Führerscheinsache dafür gesorgt, dass mein Mandant seinen Führerschein behalten konnte. Eben wollte ich mich in eine Akte mit Fahrtenschreiberbetrug einlesen, als mein Vater mich bat, in sein Büro zu kommen. Seit ungefähr einem halben Jahr arbeitete ich als Anwalt für ihn, nachdem ich mit Ach und Krach mein Referendariat hinter mich gebracht hatte. Ich hatte über zwei Jahre nicht mehr an der Tür gejobbt und mir zwischenzeitlich meinen dringenden Wunsch erfüllt, Psychologie zu studieren, und meinen Studienplatz eingeklagt. Ich bekam einen Platz in Saarbrücken und vereinbarte mit meinem Vater, für ihn während meines Studiums als Anwalt zu arbeiten.

Während ich diese Zeilen schreibe, ist mein Vater pünktlich zu meinem 45. Geburtstag im Alter von 85 Jahren nach einer Hirnblutung zu einem Pflegefall geworden, was es mir leichter macht, da er zeitlebens gegen seine eigene schambehaftete Biografie gekämpft hat. Was niemand wissen durfte: Mein Vater hatte in gutem Glauben mehrere finanzielle Fehlinvestitionen getätigt und saß so in einer Schuldenfalle, bei gleichzeitiger Verpflichtung, diese nach außen nicht sichtbar werden zu lassen, denn ein Anwalt muss finanziell geordnete Verhältnisse haben, sonst verliert er seine Zulassung. Aufgabe unserer ganzen Familie war es, die Fassade hochzuhalten. Wir lebten nach außen in einer Villa, und jeder dachte, wir wären wohlhabend, während turnusmäßig die Zwangsvollstreckung drohte. Meine Mutter, die sich Toiletten putzend aus der absoluten Armut zur Anwältin hochgearbeitet hatte, konnte die Scham ihrer Kindheit nicht hinter sich lassen und war dazu verdammt, im Erwachsenenleben immer wieder gegen den drohenden Vermögensverfall zu kämpfen.

Ich half meinen Eltern, die Kulisse des vermögenden Anwaltssohns aufrechtzuerhalten. Wenn mich gleichaltrige Jurastudenten fragten, warum ich eigentlich an der Tür arbeiten würde, verkaufte ich das stets als Abenteuerlust und einen Hang zum Milieu, was am Anfang auch sicherlich so war. Die bittere Realität am Schluss war aber, dass ich es machen musste, um meine zwei Studiengänge zu finanzieren und finanziell über die Runden zu kommen. Ich erinnere mich noch gut an eine Begebenheit, als ich in der Examensvorbereitung heim nach Frankreich kam und mein Vater fast weinend am Schreibtisch saß und mir klarmachte, dass ich weiter an der Tür arbeiten müsste, selbst in der Examensvorbereitung, weil er mir nicht mehr als einen Mietzuschuss geben könne.

Exkurs

Das Erleben von Armut und permanenter wirtschaftlicher Not kann auch ein Faktor sein, der zu massiven psychischen Erkrankungen führt. In Deutschland erleben ganz wenige Menschen absolute Armut, also, dass sie von weniger als einem Dollar am Tag leben müssen. Die meisten leiden unter der sogenannten relativen Armut, das heißt, sie können sich keine Teilhabe am normalen sozialen Leben leisten. Armut führt immer zu einer massiven Scham. Viele traumatisierte Menschen erleben ihre innere Scham nicht nur wegen der Gewalt oder der sexualisierten Gewalt, die man ihnen angetan hat, sondern häufig auch wegen der Armut, in der sie leben. Oft kommen sie aus traumatisierten Familien, die aufgrund der Traumalast nicht in der Lage sind, finanziell gut für sich zu sorgen. Arme Menschen sind in der Regel auch beschämte Menschen. In meiner Familie herrschten permanente Scham und Furcht vor Entdeckung unserer tatsächlichen finanziellen Lage.

Auf dem Weg zum Büro meines Vaters wusste ich schon, was kommen würde. Er konnte es sich nicht mehr leisten, mich als Anwalt anzustellen. Insgeheim hatte er wohl gehofft, dass mir der Anwaltsberuf mehr Spaß machen würde und ich den Plan, Psychologie zu studieren, aufgeben würde und so der familiären Kanzlei zu mehr Umsatz verhelfen könnte.

Einen Tag später gab ich meine Anwaltszulassung zurück und tauschte Robe und Anzug wieder gegen eine Bomberjacke. Es war Zeit, an die Tür zurückzukehren. Schließlich wusste ich durchaus noch, wie das ging. Es fiel mir deutlich schwerer als früher, im Nachtleben zu arbeiten, da viele Kommilitonen bereits im bürgerlichen Leben angekommen waren und das Nachtleben völlig an Faszination verloren hatte. Ich fing mit 27 noch mal komplett von vorne an und verwirklichte meinen Traum vom Psychologiestudium. Der Preis war hoch. Ich musste dreimal die Woche nachts als Türsteher arbeiten. Tagsüber unterrichtete ich als juristischer Lehrbeauftragter Strafrecht an der Uni. Diese Doppeltätigkeit führte bei den Jurastudenten zu großen Verwirrungen. Es kam vor, dass sie eine Strafrechtklausur schrieben, und dort plötzlich als Aufsicht der Türsteher saß, den sie vom Wochenende kannten.

Saarbrücken war deutlich ruhiger als das Rhein-Main-Gebiet, ich war älter und kraftloser. Ich konnte dem ganzen Nachtleben-Zirkus nicht mehr viel abgewinnen und machte Dienst nach Vorschrift. Gleichzeitig hatte ich das große Glück, dass ich mit meinen Jungs Mike, Tom, Robert, Waldemar, Olaf, Bamouni und dem dicken Michel extrem gute Leute um mich hatte, die diplomatisch und gewaltfrei arbeiteten. Es gab zwar noch die ein oder andere Hauerei. Zu Anzeigen oder üblen Geschichten kam es aber nicht mehr. Mit dem vorwiegend studentischen Publikum ließ es sich gut arbeiten. Nach dem Messerangriff in Mainz trug ich immer eine stichsichere Weste unter dem Anzug. War es in den ersten beiden Akten meiner Türsteherkarriere die Gewalt, die mich belastet hatte, so waren es im letzten die oft erlebte Erschöpfung und Beschämung, die mir zusetzte. Ich hatte etwas zu verlieren, und das merkte man auf der Straße. Auch vielen Studenten, die mich von der Uni kannten, fiel das auf.

Ich kann mich noch gut daran erinnern, wie ein junger schnöselhafter Arztsohn im *Number One* eine Ecke gemietet hatte und mit dem Geld seines Vaters eine Champagner-Party veranstaltete. Als er dann besoffen den Champagner auf andere Leute spritzte, wurde ich dazu gerufen. Wir kannten uns und mochten uns nicht. Ich bat ihn bestimmt, die Champagnerspritzerei zu unterlassen. Er nahm einen kräftigen Zug aus der Flasche und spuckte mir den ganzen Inhalt ins Gesicht, garniert mit den Worten: »Ruland, hau mir doch in die Fresse, dann zeigen mein Vater und ich dich morgen an, und dann ist alles vorbei für dich!« Ich stand da wie ein bepisster Pudel und machte nichts, weil ich wusste, dass er recht hatte. Ich hatte was zu verlieren, einen Traum. Den Traum, Psychotherapeut zu werden. Mein Freund Mike, dessen Freiheit darin bestand, Harley zu fahren, und der zeitweise nicht mal krankenversichert war, löste die Situation, indem er den Champagnerschnösel mit seinen hulkhaften Händen aus der Disco schleppte und ihn unten im Vorraum so in den Senkel stellte, dass dieser anfing zu weinen. Mein Traum von einem selbstbestimmten Leben in meinem Wunschberuf und die Traumata, die in mir schlummerten, machten mich zunehmend krank und kampfunfähig.

Der Abend, an dem meine Türsteherkarriere endgültig endete, war ein Freitag im Jahr 2012. Ich hatte mein Psychologiestudium beendet und arbeitete als Psychotherapeut in Ausbildung in einer saarländischen Rehaklinik, die eine französischsprachige Abteilung hatte. Hier wurden Menschen mit schwerer Persönlichkeitsstörung und Traumafolgestörungen behandelt, mit denen das französische Psychiatrie-System nicht fertig wurde. Die Arbeit machte viel Spaß, das psychiatrische Jahr war finanziell gesehen aber die Hölle, da man mit nur 340 Euro vergütet wurde. Den Rest musste man selbst auftreiben. Die Wochenenden waren ein Martyrium. Ich arbeitete freitags bis dreizehn Uhr in der Klinik, im Anschluss ging es weiter zur theoretischen Ausbildung bis 21 Uhr, und dann musste ich von 22 bis sechs Uhr an der Tür arbeiten, um morgens um neun Uhr wieder die theoretische Weiterbildung zu besuchen. Es war gesundheitlicher Raubbau, den ich betrieb, um an mein Ziel zu kommen und nicht vorher finanziell in die Knie zu gehen.

Es war gegen vier Uhr morgens, als eine Thekenkraft mich darauf hinwies, dass mehrere Provinzfußballer, die eine Sitzecke gemietet hatten, eindeutig zu voll waren, um weiter im Innenraum bleiben zu können. Sie machten nichts Schlimmes, bedrohten niemanden, aber es bestand das Risiko, dass einer von ihnen in die Sessel kotzen oder seinen Dödel auspacken und gegen die Wand pissen könnte. Bamouni, der mich schon seit meiner Zeit, als ich selbst Disco-Mobiliar zerstört hatte, kannte, ging mit mir hoch, um die jungen Herren hinauszukomplimentieren. Die Jungs waren alle sportlich, muskulös und um die 1,90 Meter groß. Alle physisch deutlich fitter als ich zu dem Zeitpunkt. Nachdem wir ein paar Minuten diskutiert hatten, war klar, dass sie nicht freiwillig gehen würden, es war aber auch klar, dass es nicht zu einer großen Schlägerei kommen würde. Der dicke Michel und der Hawaiianer, der den Spitznamen nur hatte, weil er irgendwann im Sommer vor einer Studentendisco im Hawaiihemd während der Arbeit gegrillt hatte, waren auch noch dazugekommen. Die Jungs wollten im Abgang noch einen kleinen Auftritt, aber keinen Auftritt, der mit Platzwunden und eingeschlagenen Zähnen enden würde. Sie hielten sich an Mobiliar und am Begrenzungsgeländer fest, um ein bisschen Widerstand zu leisten.

Ich schnappte mir einen Typen, nutzte das Überraschungsmoment, packte ihn von hinten, umklammerte ihn mit meinen Armen und schrie ihm die ganze Zeit von der Seite ins Ohr: »Raus, raus, raus!« Gleichzeitig drückte ich ihn mit meinen 115 Kilo nach vorne. Die meisten, die nicht aus irgendeinem gewalttätigen Milieu kommen, leisten keinen Widerstand und machen das, was man sagt. Die anderen drehen sich um und fangen an zu kämpfen. Der junge Mann vor mir blieb brav und lief wie von allein zum Ausgang. Ich hing an ihm wie ein Rucksack, und er ging in die richtige Richtung. Was mich in dem Moment total entsetzte, war die Tatsache, dass ich keinerlei Kraft in den Beinen hatte. Meine Beine kamen mir vor wie Pudding, und ich konnte ihn kaum drücken, was er zum Glück nicht bemerkte. Ich war absolut kraftlos und froh, dass der andere sich im Prinzip selbst hinauswarf. Als der Fußballer vor der Tür abgestellt war und brav nach Hause ging, schleppte ich mich direkt auf einen Stuhl an der Kasse und setzte mich hin. »Was kann das schon sein?«, fragte ich mich und bemerkte, dass die Muskeln in meinen Beinen komisch zuckten und vibrierten. Ich wollte kontrollieren, was los war, und sprintete unter irgendeinem Vorwand die Treppe hoch, um zu sehen, wie kraftvoll meine Beine waren. Gleiches Resultat: massives Schwächegefühl, und alles zuckte und zitterte.

Am nächsten Tag verschlimmerte sich das Bild noch. Ich ging mit meiner Frau in die Stadt und fing in der Fußgängerzone beinahe zu weinen an, da ich nicht mit ihr Schritt halten konnte. Meine Beine schmerzten, zuckten, und ich hatte keinerlei Kraft mehr. Immer wieder flehte ich sie an, langsamer zu gehen. Abends ging ich mit Freunden in eine Cocktailbar, um etwas zu trinken, aber ich war nur physisch anwesend, geistig war ich gefangen in einem Todestunnel. Meine Beine, besser gesagt die einzelnen Muskelbündel meiner Oberschenkel, zuckten die ganze Zeit, ich hatte krampfartige Schmerzen. In mir brach eine schlimme Todesangst aus, die ich mir nicht erklären konnte.

Zusammenbruch und Heilung

Todesangst

Faszikulationen sind laut Doktor Google unwillkürliche Zuckungen einzelner Muskelfaserbündel, die auf der Haut beobachtbar sind und die verschiedene Ursachen haben können: Störung des Elektrolythaushalts, Nebenwirkungen von Medikamenten oder Untergang des Motoneurons im Zuge einer Amyotrophen Lateralsklerose, kurz ALS.

A-L-S! Ich sprang in Panik vom Rechner weg, an dem ich in der Küche saß. Ich würde sterben. Schwallartig stieg die Angst in mir hoch. Ich rannte wie von Sinnen durch die Küche. Das war's. End Game. In nackter Panik teilte ich den Befund meiner Frau mit, die damals noch meine Freundin war. Sie wusste zwar um meine Hypochondrie, aber in diesem Moment merkte sie, dass etwas anders war. Es würden quälende Monate werden.

Ich saß im Besprechungszimmer des Neurologen. Tropenholzwandvertäfelung, USM-Beistellschränke, Familienfotos und Fotos von einer Riesenyacht. Vor der Tür ein Empfangsblock wie ein Terminal am Flughafen. Fünf Kabinen, in denen permanent Elektroneurografien gemacht wurden. Die Sache mit den Faszikulationen und die damit einhergehende Möglichkeit eines baldigen Ablebens hatte mich voll im Griff. Die Woche bis zum Neurologentermin war die Hölle gewesen. Ich hatte zwei Kilo abgenommen, zwanzig

Panikattacken hinter mich gebracht und 10.000 Mal meine Gliedmaßen gecheckt, ob es irgendwo zu einem Kraftverlust gekommen war oder irgendetwas krampfte. Durch meine Internetrecherche kannte ich mittlerweile jedes Symptom der ALS und glaubte, fast alle zu haben. Der Neurologe bat mich an seiner Riesenschrankwand vorbei in den hinteren Teil des Zimmers, in dem eine Liege stand. Am Fußende der Liege war ein großer Kasten mit einem kleinen Bildschirm, der Frequenzen darstellen konnte. Aus dem Kasten kam ein langes Kabel, auf dessen Spitze eine Nadel aus einer Sterilverpackung als Messinstrument gesteckt wurde. Mit dem Apparat konnte ein so genanntes EMG, ein Elektromyogramm, die Kernmethode in der Diagnostik nervenbedingter Muskelschäden, aufgezeichnet werden. Ich hatte bereits in der Praxis die ganze Diagnostik durchlaufen. Elektroneurografie, Lumbalpunktion, MEP, einfach alles, das man macht, um schlimme neurologische Krankheiten einzugrenzen. Der Arzt rammte mir die Nadeln in die Wade, in die Hände, in den Bizeps und sah direkt die Spontanaktivität, also die Entladung meiner Muskelzellen auf seinem Bildschirm. Er blieb ruhig, wackelte an der Nadel. Kein Kommentar. Dann prüfte er mein Reflexbild. Er überlegte. Dann sagte er: »Sie haben Faszikulationen und Auffälligkeiten im Elektromyogramm, ich kann Ihnen noch nicht sagen, wo die Reise hingeht. Ich muss mir das in zwei Wochen noch einmal ansehen. Wenn es die Krankheit ist, die Sie vermuten, dann ist sie derartig voranschreitend, dass wir in zwei Wochen mehr wissen. Ich kann Ihnen bis dahin ein Beruhigungsmittel aufschreiben!« Nun bekam ich dieselben Benzodiazepine wie meine französischen Patienten und konnte mich weitere zwei Wochen mit Todesangst und Panikattacken herumschlagen. Ich ging weiter in die Klinik arbeiten, völlig apathisch, und hatte mehrere Panikattacken im Teamzimmer. Während der Patientengespräche schrieb ich jeweils zehn Seiten Dokumentation, um zu schauen, ob ich meine Feinmotorik verliere. Wie besessen kontrollierte ich immer wieder, ob irgendwo Muskeln verloren gingen oder motorische Fähigkeiten ausfielen. Zwei Wochen später folgte eine erneute neurologische Abklärung. Selbes Prozedere, Nadeln in alle Muskeln, warten. Das Reflexbild blieb gleich. Der Neurologe machte einen weiteren Kontrolltermin aus und wollte mich wieder in zwei Wochen sehen. In der Zwischenzeit versuchte ich, weiter arbeiten zu gehen, aber ich wurde immer depressiver. Panikattacken überfielen mich, und ich hatte das Gefühl, in einem nicht enden wollenden Horrorfilm gefangen zu sein. Ich nahm mittlerweile Benzodiazepine, Antidepressiva, um überhaupt noch durch den Tag zu kommen und diese furchtbare Todesangst auszuhalten, wenn sich die im Raum stehende Diagnose verwirklichen würde. Ich meldete mich in der Klinik immer wieder ein paar Tage krank und hatte gleichzeitig furchtbare Angst, dass den Vorgesetzten in der Psychotherapeuten-Ausbildung auffallen könnte, wie schlecht es mir innerlich ging. Jemand, der so belastet ist, kann doch kein guter Therapeut sein. Meine Therapiegespräche zog ich irgendwie durch, während ich unter dem Tisch immer wieder Übungen machte, um zu testen, ob meine Muskulatur funktionierte.

Exkurs

Der Psychologe nennt dieses permanente Kontrollieren bei köperbezogenen Ängsten und Hypochondrie »Checking Behavior«. Der Betroffene konzentriert sich dauernd auf die Funktionen seines Körpers und überprüft diese, um sich zu vergewissern, dass er nicht todgeweiht ist. Dies hat nur den Effekt, dass die körperbezogenen Ängste immer größer werden, weil der Betroffene so scharfgeschaltet ist in seinem Katastrophendenken, dass jede noch so minimale Funktionsveränderung oder Leistungsveränderung als direkte Katastrophe interpretiert wird.

Zwei Wochen später kam schließlich beim Neurologen nach erneuter Elektroprozedur und permanenter Todesangst das Ergebnis. Benignes Faszikulationssyndrom mit nebenbei bestehender Depression. Der Arzt verkündete mir, dass alles in Ordnung sei, aber ich konnte es nicht glauben. Ich glaubte, er hätte etwas übersehen. Ich googelte weiter und war der festen Überzeugung, dass ich tödlich erkrankt sei. Innerlich war ich nicht mehr steuerungsfähig, meine heutige Frau machte mir klar, dass ich für niemanden mehr erreichbar sei und wie in einem Wahn in mir selbst feststecken würde. Ich suchte immer wieder den Neurologen auf, mit der Bitte, genauer hinzuschauen, da er etwas übersehen haben müsse. Seine anfängliche Unsicherheit bezüglich der Möglichkeit einer schweren neurologischen Erkrankung wechselte in eine absolute Sicherheit, dass ich mittlerweile unter einer schweren Depression mit gleichzeitig bestehender hypochondrischer Angststörung mit Panikattacken leide. Er empfahl mir, noch eine Psychotherapie zu machen. Mir war völlig klar, dass ich das musste. Zu diesem Zeitpunkt hatte ich aber keinen Therapieanspruch mehr und zu Roberto wollte ich nicht mehr, da sein Repertoire ausgeschöpft war.

Exkurs

Schaue ich heute als Traumatherapeut mit meinem ganzen Wissen auf die Situation von damals, fällt die Analyse ganz einfach aus. Weder Roberto als tiefenpsychologischer Psychotherapeut noch der Psychiater haben erkannt, worum es wirklich ging. Auf Symptomebene war die Sache einfach zu erfassen. Es lag eine Angststörung mit Depressionen vor, und dazu kamen massive hypochondrische Ängste. Als Traumatherapeut würde ich meine Erkrankung heute wie folgt diagnostizieren. Ich litt zum damaligen Zeitpunkt an einer komplexen posttraumatischen Belastungsstörung, die auf symptomatischer Ebene mit Depression, Hypochondrie, Ängsten und Panikattacken einherging. Ganz häufig versteckt sich hinter der Hypochondrie, also Krankheitsängsten, eine traumatische Todesangst. Weder Roberto noch der Neurologe haben sich damit befasst, dass ich schwer traumatisiert sein könnte. Nicht weil sie als Behandler nicht gut waren, sondern weil zum damaligen Zeitpunkt das Wissen über Traumastörungen nicht weit verbreitet war. Liest man das Buch bis hierher, kann man nachvollziehen, in wie vielen traumatischen Situationen ich gewesen war, wenn auch oft selbst verschuldet. Diese in der Beurteilung meiner psychischen Erkrankung zu erheben, fiel völlig aus. So geht es heute noch vielen Patienten, die meine Praxis betreten. Sie leiden seit Jahren an psychischen Erkrankungen, die immer wieder auftreten, weil die Kernursache, die dahinterliegende Traumatisierung, nicht erkannt und nicht behandelt wird. Traumatisierungen führen auf neurologischer Basis zur Veränderung des Gehirns. Erkennt man diese Traumatisierung nicht, können die damit verbundenen

Krankheiten nicht ausheilen. Ich war auch selbst der Meinung, dass ich keineswegs traumatisiert sei.

Meine Zuckungen im Körper wurden immer schlimmer. Meine Finger zitterten, ich suchte nach Lösungen und verlor mich in ewigen Grübelschleifen. Ich versuchte, weiter arbeiten zu gehen. Zwei Wochen später brach ich bei einem Schneespaziergang weinend zusammen und sagte zu meiner Frau, dass ich nicht mehr könne. Ich hatte Suizidgedanken. Am nächsten Tag ging ich zum Neurologen, der gleichzeitig Psychiater ist, und er erhöhte meine Medikamentendosis. Ich nahm zu dem Zeitpunkt zwei Antidepressiva und ein Beruhigungsmittel, von einem Klinikaufenthalt riet er mir ab. Das Saarland sei sehr klein, ich solle mich als angehender Psychotherapeut nicht im Vorfeld schon verbrennen. Ich wurde für mehrere Wochen krankgeschrieben. Arbeitsunfähig wegen psychischer Erkrankung – und das als angehender Psychotherapeut! Der Glaube, tödlich erkrankt zu sein, blieb. Jeden Tag erwachte ich mit Todesangst, schleppte mich in der Wohnung herum und versuchte, vor der Außenwelt zu verbergen, dass ich nicht mehr arbeiten ging, weil ich psychisch so krank war. Eine innere Idee, wie ich aus der Nummer herauskommen könnte, hatte ich nicht. Instinktiv wusste ich, dass ich Psychotherapie brauchte, nur wusste ich nicht, bei wem und wo. Und ich war auch in dem festen Glauben, dass ich keinen Therapieanspruch hätte.

Exkurs

In Deutschland gibt es ein psychotherapeutisches Versorgungssystem, das je nach Therapieschule entweder um die hundert Stunden

Therapie bei Verhaltenstherapie oder dreihundert Stunden bei tiefenpsychologischer Therapie bewilligt. Danach, so die Legende, wird man für zwei Jahre gesperrt. Heute als Therapeut weiß ich, dass man in diesem Zeitraum sehr wohl wieder eine Therapie beginnen kann. Im selben Verfahren, wenn man unter einer neuen Diagnose leidet, oder bei Verfahrenswechsel jeweils mit Antrag an einen Gutachter. Ähnlich sieht es in den Nachbarländern aus: Auch in Österreich und der Schweiz gibt es keine »offizielle Sperrfrist« nach einer beendeten Therapie, während der man keine Hilfe in Anspruch nehmen kann. Besteht erneuter Behandlungsbedarf, der je nach Land von einem Psychotherapeuten bzw. Arzt bestätigt wird, kann eine neue Therapie beantragt werden. Allerdings sieht das Versorgungssystem in Österreich oftmals keine vollständige Übernahme der Therapiekosten vor, und auch in der Schweiz fällt in der Regel ein Selbstbehalt an.

Die meiste Zeit saß ich apathisch im Sessel und stierte die Wand an, während meine Hände zitterten und zuckten. Manchmal verkrampfte sich ein Finger, dann sprang ich wie irre aus dem Sessel, in der Überzeugung, dass es jetzt bald mit dem Todesprozess aufgrund einer schweren Nervenkrankheit losgehen würde.

Die Macht von Aufstellungen

Ich sitze als Lehrtherapeut für Familienaufstellung in einem meiner Aufstellungsseminare und wir schreiben das Jahr 2023. Die Stimmung im Raum ist gut, und ich erkläre die Regeln für den Ablauf des Seminars. Dann dringe ich etwas tiefer in die Materie ein und versuche, den Leuten das Wunder der Aufstellungsarbeit zu erklären. Plötzlich sagt eine Teilnehmerin, die mich schon länger kennt und die mit meiner Geschichte vertraut ist: »Philipp, erzähl doch mal, wie du zur Aufstellungsarbeit gekommen bist und was das für dich bedeutet hat!«

Sofort werde ich in die sechs Wochen meiner Krankschreibung zurückversetzt, in denen ich ein verzweifeltes, depressives, von Todesangstanfällen geplagtes Wesen war, das den ganzen Tag irgendwelche Kontrollübungen an seinen Gliedmaßen machte, um zu sehen, ob sie nicht bald ausfielen. Zugeschüttet mit einer Dreifachkombination an Medikamenten war in diesem Zustand keine Linderung in Sicht, zumal ich zu diesem Zeitpunkt keine Psychotherapie machte. Die meiste Zeit hing ich in unserer Wohnung herum, guckte Serien oder glotzte die Wand an. Meine heutige Frau stand dem Zustand hilflos gegenüber. Sie wusste nicht mehr, was sie mit mir anfangen sollte.

Ein paar Wochen vorher hatte sie ein Familienaufstellungsseminar besucht, um ihre eigenen Lebensthemen näher zu beleuchten. Sie hatte mir irgendwas von Stellvertreterwahrnehmung erzählt, und dass sie plötzlich während der Aufstellungsarbeit irgendwelche Gefühle und Eindrücke gehabt hätte, die nicht zu ihr gehört hatten. Sie schlug mir vor, auch ein Aufstellungsseminar zu besuchen, um vielleicht etwas Linderung zu erlangen.

Ich hatte von Aufstellungen bisher kaum etwas gehört, eigentlich nur, dass sie irgendwas mit Bert Hellinger zu tun hatten und ein Guru-Ding wären. Mürrisch und depressiv raunzte ich meine Frau an, sie solle mich doch mit der Hellinger-Scheiße in Ruhe lassen, das würde doch jetzt auch nichts helfen.

Exkurs

Familienaufstellungen sind im weiteren Sinne ein Verfahren aus der systemischen Therapie. In Deutschland wurden sie durch ihren Gründervater Bert Hellinger populär, der schnell zur Leitfigur der Aufstellerszene und zum Übervater wurde. Familienaufstellung ist ursprünglich ein Gruppentherapie-Verfahren, bei dem man persönliche Themen im Rahmen einer Gruppe »aufstellt«. Es kommt also Person B in ein Aufstellungsseminar und will die Dynamik in ihrer Ehe kennenlernen und herausfinden, warum die Ehe nicht läuft. Sie setzt sich neben den Aufstellungsleiter und formuliert das sogenannte Anliegen, also das Thema, um das es in der Aufstellung gehen soll. Im vorliegenden Fall die Eheprobleme. Dann sucht sie sich in der Gruppe an Teilnehmern Stellvertreter für ihr Anliegen heraus, die sie im Raum platziert. Sind diese gestellt, geht das eigentliche Mysterium der Aufstellungsarbeit los. Die Stellvertreter fühlen sich auf ihren Positionen in ihre Rollen ein und nehmen plötzlich Dinge wahr, die zum System desjenigen gehören, der die Aufstellung will, und nicht zu ihrer eigenen Wahrnehmung. Die sogenannte Stellvertreterwahrnehmung ist das, was Aufstellungsarbeit so einzigartig macht. Wie sie zustande kommt, ist bis heute ungeklärt. Sind die Stellvertreter in der Aufstellung in der Stellvertreterwahrnehmung, sprechen sie oft Zustände und Dynamiken aus dem Familiensystem aus, die der Betroffene so nicht sehen kann. Häufig ist diese Stellvertreterwahrnehmung sehr treffsicher und führt dazu, dass derjenige, der sein Anliegen aufstellt, tiefere Einsichten in sein System bekommt. Die Aufstellungsarbeit hat eine kleine, wissenschaftliche Evidenz. Bislang wurde wenig dazu publiziert, aber die gut gemachten Publikationen zeigen, dass eine Aufstellung ungefähr den Effekt von zwölf Stunden Einzeltherapie hat. Leider wurde die Aufstellungsarbeit durch ihren Übervater Hellinger in Misskredit gebracht, da sie in den Neunzigerjahren des letzten Jahrhunderts ungeheuer populär wurde. Darum wurde oft in riesigen Hallen aufgestellt und viele Betroffene wurden nicht adäquat nachbetreut, gerade, wenn sich in den Aufstellungen traumatisches Material gezeigt hatte. Manche sollen sogar Suizid begangen haben. Aufgrund dieses nicht traumasensiblen Umgangs während solcher Veranstaltungen gerieten die Methode und ihr Gründervater öffentlich in Misskredit und wurden zunehmend kontrovers diskutiert. Dabei gibt die Methode häufig sehr effiziente und gute Denkanstöße für die eigenen Entwicklungsprozesse.

Obwohl ich meine Frau zuerst angemotzt hatte, ließ ich mich darauf ein, ein Aufstellungsseminar zu besuchen. Ich kann mich noch gut erinnern, wie ich in meiner grünen Bomberjacke den Raum betrat und die meisten Frauen mich mit einem Blick anguckten, der besagte: »Was will denn der glatzköpfige Typ da?«

Ich setzte mich damals hin und wartete, was geschehen würde. Bei der ersten Aufstellung wurde ich nicht aufgerufen, aber ich war verwundert, dass plötzlich irgendwelche Stellvertreter in sich zusammensackten oder rückhaltlos anfingen zu weinen. Von außen sah es für mich ein wenig hysterisch aus, und ich dachte schon, dass ich bei irgendeiner Sekte gelandet sei. Dies änderte sich, als ich zum ersten Mal selbst aufgestellt wurde. Eine Frau wollte sich ansehen, was das Familiengeheimnis zwischen ihrem Großvater und ihrem Cousin gewesen war, mehr sagte sie zu dem Thema nicht, keine einzige Silbe.

Ich wurde für den Cousin ausgewählt, stellte mich in die Mitte des Raumes und fühlte mich direkt zur Wand gezogen. Ich drückte meinen Kopf gegen die Wand und hatte das Gefühl, einen Kanal im Kopf zu haben. Innerlich wiederholte ich mehrmals das Wort Kanal, Kanal, Kanal. Plötzlich kam mir das Wort Schusskanal in den Sinn. Ich behielt meine Wahrnehmung für mich, bis mich die Aufstellungsleitung fragte, warum ich denn den Kopf an die Wand gelegt hätte und was ich auf meiner Position fühlen würde. Ich berichtete meine Wahrnehmung und sagte, dass ich das Gefühl hätte, einen Schusskanal im Kopf zu haben, und deshalb so an der Wand lehnen würde. Die Frau, die das Anliegen aufstellen ließ, brach in Tränen aus und sagte, dass der Cousin nach der Jagd mit dem Großvater an einer Schussverletzung gestorben sei. Bis heute kann man nicht sicher sagen, ob hinter dieser Sache ein gewaltsamer Tod oder schlichtweg ein Unfall liegen würde. Wie die Aufstellung weiterging, weiß ich nicht mehr genau, weil ich so perplex war aufgrund der Tatsache, dass ich die Information hatte, dass es einen Schussunfall gab, obwohl die Frau vorher kein Wort dazu gesagt hatte. Ich wusste wirklich nicht, was in dem Raum passiert war.

Das Seminar lief weiter, und ich bekam immer mehr Kostproben der Stellvertreterwahrnehmung, bei der ich plötzlich Dinge über wildfremde Familiensysteme, über die ich keinerlei Informationen hatte, sagen konnte, die ich nicht wissen konnte. Der Volljurist und der wissenschaftlich geschulte Diplompsychologe führten innerlich einen harten Kampf und fragten sich, wo sie da gelandet waren. Aber ich ließ mich darauf ein. Gegen Ende des dreitägigen Seminars war ich mit einer eigenen Aufstellung an der Reihe. Es war von vornherein klar, welches Thema ich mir anschauen würde. Ich hatte vor, eine Symptomaufstellung zu machen, um zu klären, wo meine hypochondrischen Todesängste herkamen. Eine klassische Zweieraufstellung, ein Stellvertreter für meine Person und ein Stellvertreter für die Hypochondrie.

Ich wählte eine junge, athletisch wirkende Frau für mich und für die Hypochondrie eine ältere Frau mit kurzen Haaren. Ich stellte sie in ein erstes Bild, die Aufstellungsleiterin forderte die Stellvertreterinnen auf, sich zu bewegen. Es entstand eine erste Anordnung, die wie eine Jagdszene aussah. Die ältere Frau, die für die Hypochondrie stand, jagte die Person, die für mich stand, und schien meiner Stellvertreterin sichtlich Angst zu machen. Nach einer kurzen Weile hielt die Leiterin die Szene an und befragte die Stellvertreterinnen. Meine Stellvertreterin gab an, sich bedroht zu fühlen, sich zu ekeln und die Stellvertreterin für die Hypochondrie im Nacken zu haben. Die Stellvertreterin für die Hypochondrie machte eine verblüffende Mitteilung. Sie gab an, sie fühle sich wie eine ältere Frau, die bei der Familie leben würde und die sehr sadistisch sei. Weiter gab sie an, dass sie von dem Jungen vor ihr fasziniert sei. Die Aufstellungsleiterin befragte mich, ob ich mit der Beschreibung etwas anfangen könne. Mir fiel es wie Schuppen von den Augen. Die Aufstellung spielte auf meine Oma mütterlicherseits an, die meine Mutter ihre ganze Kindheit lang systematisch schwer misshandelt hatte und die, obwohl ich auch viele gute Erinnerungen an sie hatte, oft als sadistisch und psychopathisch beschrieben wurde.

Die Klammer schloss sich, ich konnte mich gut erinnern, wie Roberto in einer seiner ersten Sitzungen gesagt hatte: »Man muss auch daran denken, dass in Ihrem Haus die sadistische Großmutter mitgewohnt hat, die Ihre Mutter so gequält hat.« Diesen Faden hatten wir nie wieder in der Therapie aufgegriffen, es war einfach zu viel anderes zu bewältigen.

Therapie mit EMDR

Florian Müller sitzt vor mir und folgt mit dem Blick dem gestreckten Zeige- und Ringfinger meiner rechten Hand, ich sitze leicht versetzt zu ihm und bewege die Finger aus dem Ellbogengelenk auf einer Linie von seinem rechten zu seinem linken Auge. Nach ungefähr dreißig Mal Hin-und-her-Bewegen halte ich die Finger in der Mitte vor seiner Nase an und sage: »Ausblenden, was war gerade da?« Florian Müller zappelt und ringt während der Durchgänge nach Luft. Immer wieder würgt er und hat bereits zweimal in den Pausen zwischen den Durchgängen in den Mülleimer gekotzt. EMDR verläuft in Durchgängen, bei denen der Patient bilaterale Stimulierung erhält, indem er zum Beispiel mit den Augen einem Finger folgen muss, der sich auf Augenhöhe bewegt. Florian Müller ist Afghanistan-Veteran, hatte mehrmals Feindberührung. Bei einer Checkpoint-Kontrolle gab es ein Feuergefecht mit Taliban, die direkt auf den Checkpoint zustürmten. Der Versuch, sie mit seinem G 36 zu stoppen, schlug fehl, das Gewehr hatte Ladehemmungen. Zum Glück erledigte sein Kamerad, der hinter ihm stand, die Aufgabe. Mehrere Feindberührungen später kehrte er nach Hause zurück, brachte aber Afghanistan mit heim. Er kann das Haus nur noch verlassen, wenn er drei Liter Bier getrunken hat. Einmal hat er sie nicht getrunken und sich dann in einem Kleidergeschäft hinter einen Wühltisch geworfen und Deckung genommen, weil ein muslimisches Mädchen mit Kopftuch den Laden betreten hat. Der volltätowierte 1,90 Meter große Jäger ist innerhalb von Monaten zu einem Wrack geworden. Nach ungefähr zehn Sitzungen mit EMDR hat er nun sein Leben zurück. Seine Heimat ist kein Kriegsgebiet mehr.

Exkurs

EMDR steht für Eye Movement Desensitization and Reprocessing und ist eine psychotherapeutische Methode zur Behandlung von traumatischen Erlebnissen und anderen belastenden Erfahrungen. Die Methode wurde in den späten Achtzigerjahren von der Psychologin Francine Shapiro entwickelt und hat sich seitdem als wirksame Therapieform etabliert.

Die Grundidee von EMDR ist, dass traumatische Erlebnisse im Gehirn nicht angemessen verarbeitet werden können und daher zu psychischen Problemen wie Angststörungen, Depressionen oder posttraumatischen Belastungsstörungen führen können. Durch die gezielte Aktivierung beider Gehirnhälften mittels bilateraler Stimulation, beispielsweise durch Augenbewegungen, Klopfen oder

Töne, sollen die blockierten Erinnerungen und Emotionen verarbeitet und ins Gedächtnis integriert werden.

Die Therapie verläuft in mehreren Phasen, in denen der Patient zunächst die belastenden Erinnerungen identifiziert und beschreibt, dann bestimmte bilaterale Stimulationstechniken angewendet werden und schließlich positive Glaubenssätze und Handlungsstrategien erarbeitet werden. Ziel ist es, die belastenden Ereignisse zu entkoppeln und die emotionalen Reaktionen zu reduzieren.

EMDR wird insbesondere bei der Behandlung von posttraumatischen Belastungsstörungen eingesetzt, aber auch bei anderen psychischen Störungen wie Angst- und Panikstörungen, Depressionen oder Essstörungen. Die Wirksamkeit der Methode wurde in zahlreichen wissenschaftlichen Studien nachgewiesen und von verschiedenen Fachgesellschaften wie der Weltgesundheitsorganisation (WHO) oder der American Psychiatric Association (APA) als effektive Behandlungsmethode empfohlen.

In der Praxis zeigt sich, dass viele Patienten bereits nach einer begrenzten Anzahl von Sitzungen eine deutliche Verbesserung ihrer Symptome erfahren und langfristig von den positiven Effekten der EMDR-Therapie profitieren. Die Methode wird von geschulten Psychotherapeuten und Psychologen angewendet und kann sowohl in Einzel- als auch in Gruppensitzungen durchgeführt werden.

EMDR hat sich als effektive und evidenzBasierte Methode in der psychotherapeutischen Praxis etabliert und bietet vielen Menschen eine wirksame Behandlungsmöglichkeit für belastende Erfahrungen und traumatische Erlebnisse. Durch die gezielte Aktivierung beider Gehirnhälften werden die blockierten Erinnerungen und Emotionen verarbeitet und ins Gedächtnis integriert, was langfristig zu einer Reduktion der psychischen Symptome führen kann.

Obwohl ich bei dem Aufstellungsseminar eine neue Richtung bekommen hatte, blieb ich immer noch schwer krank. Meine Oma mütterlicherseits ins Scheinwerferlicht zu rücken, war jedoch der logische Baustein, der mir gefehlt hatte. Ich wusste, wie gewalttätig sie war, ich kannte so viele Erzählungen, bei denen sie irgendeine Grausamkeit begangen hatte. Und ich wusste auch, dass meine Mutter, die selbst von ihr bis unters Dach traumatisiert war, uns mit ihr allein gelassen hatte. Die Gefahr, die von meiner Großmutter ausgegangen war, hatte wohl in Mutters blindem Fleck gelegen. Häufig fehlt unbehandelten Traumaopfern aus häuslicher und sexueller Gewalt ein nüchterner Blick auf eine Gefahrenlage, weil sie grundsätzlich mit abstrusen Situationen groß geworden sind.

Da ich immer noch keinen Therapieplatz hatte, fing ich nach und nach an, mir mit Basistechniken zu helfen. Ich machte genau das, was ich meinen Patienten in der Klinik riet. Ich wollte keine Medikamenten-Dreifachkombi mehr nehmen und dauerhaft unter dem Effekt von Antidepressiva stehen.

Also begann ich, jeden Tag auf einem kleinen Meditationskissen zu meditieren. In der Klinik hatte ich an ein paar Achtsamkeitsseminaren teilgenommen und ich hatte Meditation eigentlich ganz spannend gefunden. Gleichzeitig hatte ich ein paar Bücher über die Wissenschaftlichkeit und die Effekte von Meditation bei psychischen Erkrankungen gelesen. Egal, wie wenig ich geschlafen hatte oder wie schlimm es in mir aussah, ich machte jeden Tag 25 Minuten lang einfache Atemmeditation. Ich setzte mich im Lotussitz auf mein Kissen und atmete tief ein und lange laut hörbar aus. Immer wieder. Wenn ich in Gedanken abschweifte, richtete ich meine Aufmerksamkeit erneut auf den Atem. Ungefähr sechs Wochen später merkte ich, dass mein Schlaf besser wurde und ich innerlich nicht mehr so schlimm von Angst geplagt war. Es war Herbst, und es war draußen so grau und hässlich wie in mir drin. Da ich mich etwas stabilisiert hatte, fing ich nach sechs Wochen wieder zu arbeiten an. Ich hatte eine Fahrgemeinschaft mit einer lieben Stationsschwester, die schon dreißig Jahre in der Psychosomatik arbeitete und von der ich auf unseren gemeinsamen Fahrten so ziemlich alles über Essstörungen lernte. Eines Morgens fuhren wir am Weg zur Klinik an einem langen Feld vorbei, der erste Frost war da, und es war sehr kalt. Mitten auf dem Feld befand sich ein großer alter Baum, der in einem Lichtkegel der Sonne stand. Das Bild dieses Baumes berührte mich in seiner kargen Schönheit. In diesem Moment merkte ich, was die Meditation gebracht hatte. Ich konnte wieder einen Augenblick genießen und mich mit der Schönheit der Welt verbinden. Der Blick auf den Baum in der Winterlandschaft war der erste Moment seit Langem, bei dem ich der trüben Innenwelt der Depression entkam.

Exkurs

Meditation hat zahlreiche positive Auswirkungen auf Körper und Geist. Durch regelmäßige Praxis kann Stress reduziert, die Konzentration gesteigert und die mentale Gesundheit verbessert werden. Meditation hilft dabei, Gedanken zu beruhigen und den Geist zu klären, was zu mehr innerer Ruhe und Gelassenheit führt. Sie fördert zudem die Achtsamkeit und das Bewusstsein für den gegenwärtigen Moment. Durch Meditation können auch körperliche Beschwerden wie Kopfschmerzen oder Schlafstörungen gelindert werden. Sie stärkt das Immunsystem und wirkt sich positiv auf den Blutdruck aus. Darüber hinaus kann Meditation dazu beitragen, Selbstbewusstsein und Selbstakzeptanz zu steigern und das allgemeine Wohlbefinden zu fördern. Insgesamt bietet Meditation eine Vielzahl von positiven Effekten, die sich auf verschiedene Lebensbereiche positiv auswirken können.

Neben der Meditation fing ich an, jeden Tag eine halbe Stunde zu gehen. Ich traute mich damals nicht, zu boxen oder Krafttraining zu machen, da ich eine Nervenentzündung im Arm hatte und immer die Angst hochkam, dass neurologische Symptome auftreten und meine Hypochondrie verstärken könnten. Das Gehen beruhigte mich zusätzlich, sodass ich einigermaßen arbeitsfähig war. Mein damaliger Chef nahm sehr viel Rücksicht und ich musste in der Rehaklinik kaum arbeiten.

Irgendwann kam dann die erlösende Nachricht, dass einer meiner Ausbilder, dem ich mich anvertraut hatte, einen

Therapieplatz bei einem Kollegen gefunden hatte. Ich begann zunächst, die Therapie von meinem kargen Ersparten selbst zu bezahlen.

Da ich therapievorerfahren war, konnten wir recht schnell tief eindringen. Ich erzählte meine ganze Leidensgeschichte, und Peter N., mein Therapeut bis zum heutigen Tag, kam schnell dazu, mit mir EMDR zu machen, um mich von meinen hypochondrischen Ängsten zu erlösen.

Wir stiegen direkt nach dem Kennenlernen in die Sitzungen mit EMDR ein und stellten eine der schlimmsten Todesangstszenen ein: die Situation beim Neurologen, als er mich mit der Nervenleitmessung traktiert und ich jede Sekunde die Mitteilung eines tödlichen Befunds befürchtet hatte. Peter N. begann, mit zwei gestreckten Fingern vor meinem Auge zu wedeln. Das EMDR lief an. Innerlich tauchte ich, während ich den Fingern folgte, in die Szene auf der Liege beim Neurologen ab, eine tiefsitzende Angst zu sterben kam in mir auf, ich rang nach Luft und fing an, auf dem Stuhl hin und her zu rutschen, während Peter N. zwar etwas erstaunt schaute, aber immer weiter mit dem Finger wedelte und mir rückmeldete, dass der Prozess gut laufen würde. In der kurzen Pause zwischen den Durchgängen teilte ich ihm mit, dass ich mich in einer enormen Todesangst gefangen sehen würde, die die Situation noch übersteigen würde. Er wedelte weiter mit den Fingern und plötzlich fing ich an, auf dem Stuhl zu zappeln und zu zucken. Ich hatte den Eindruck, als würde mich jemand am Unterleib quälen und meine Genitalien herausreißen. Ich bäumte mich auf, konnte kaum atmen und zappelte in einem Todeskampf hin und her, verdrehte die Augen und stöhnte vor Schmerzen. Mein Bauch krampfte sich zusammen, und es schien, als wollte ich vor irgendwas entkommen, dem ich nicht entkommen konnte. Plötzlich tauchten immer mehr Bilder auf, und zwar vom Bad der Wohnung, in der ich als ganz kleiner Junge vom ersten bis zum vierten Lebensjahr gelebt hatte. Ich sah immer wieder das Bad und das

Schlafzimmer, während sich mein ganzer Unterleib in einem Todeskampf befand. Ich stöhnte und röchelte. Peter N. behielt die Nerven, während er zusah, wie ein kindlicher Anteil, der durch das EMDR an die Oberfläche befördert wurde, im Körper eines 114-Kilo-Mannes um sein Überleben kämpfte. Mein schwerer Oberkörper bäumte sich auf, während ich nach Luft rang, und krachte immer wieder in die Stuhllehne zurück, während ich versuchte, mit meinen Beinen meine Genitalien zu schützen. Die Szene beim Neurologen, über die wir eingestiegen waren, hatte keinerlei Bedeutung mehr. Auf dem Stuhl saß ein kleiner Junge, der um sein Überleben kämpfte. Peter N. prozessierte weiter, bis sich die Szene abschwächte. Es war das erste Mal, dass er ein EMDR mit so einem wiedererlebten Überlebenskampf sah, er arbeitete stur im Protokoll weiter. Die Belastung sank deutlich. Am Stundenende wechselten wir nicht viele Worte. Er fasste das mit mir Erlebte in einem Satz zusammen: »Sie müssen wohl in der frühen Kindheit physisch sehr gequält worden sein, so hat es von außen jedenfalls ausgesehen.«

Nach der Sitzung schlich ich nach Hause. Ich war selbst von der Heftigkeit der Sitzung überrascht, wollte aber auch keine voreiligen Schlüsse daraus ziehen. Aber es ergab Sinn, dass die Bildfragmente, die während des EMDR hochgekommen waren, noch vor der Schulzeit lagen. Ich war seit frühester Kindheit belastet und auffällig. Das erste Mal setzte eine Therapie in dieser Richtung an.

Ein paar Monate später besuchte ich den EMDR-Anfängerkurs, um EMDR selbst zu erlernen. Wir sollten in einer Dreiergruppe an einem leichten Thema aus der Vergangenheit arbeiten. Es passierte dasselbe wie bei Peter N. Die eingestellte Szene aus der Gegenwart, eine Beinahe-Kampfhunde-Attacke beim Joggen, als ein paar Nazis beim Wehrsport im Wald vergaßen, ihre Hunde an die Leine zu nehmen, kippte in irgendwas Schlimmes aus der Vergangenheit und ich zappelte und krümmte mich wieder auf dem Stuhl, als ginge es um das Ende meiner Tage. Der Ausbildungsleiter brach mein Übungs-EMDR ab, beruhigte die Teilnehmerin, die in ihrer ersten EMDR-Session eine exorzismusgleiche Szene beobachten hatte müssen, und fragte mich trocken, ob ich Traumatherapie machen würde. Ich bejahte. Wir verstanden uns.

Zuhause angekommen ging es mit der Traumatherapie fleißig weiter. Die Diagnose KPTBS mit Depressionen und Panikattacken wurde von Peter N. validiert. Meine eigene Validierung und die wirklich tiefgehende Erkenntnis, dass jede Faser in mir traumatisiert war, kam mir während eines Discobesuchs mit meiner Frau, als sie ein Typ auf der Tanzfläche anrempelte und begrabschen wollte. Ich schaffte es, meine Frau wegzureißen, der Typ wollte mir noch eine Flasche auf die Birne hauen. Ich schob meine Frau im Rückwärtsgang aus dem kleinen Clubsaal, den Typen im Auge behaltend, der nicht mehr näherkam. Das Nächste, was ich weiß, ist, dass meine Frau und ihre Freundin mich an einer sechs Kilometer entfernten Tankstelle in der Nähe unseres Wohnortes eingesammelt haben. Meine Frau erzählte mir, dass ich, nachdem ich sie in Sicherheit gebracht hatte, wie ein panisches Tier einfach weggelaufen sei. Sie sei dann mit einer Freundin den Weg abgefahren und hatte mich irgendwann am Straßenrand gehen sehen und eingesammelt. An die Zeit dazwischen kann ich mich nicht erinnern. Der Fachmann nennt das dissoziative Amnesie.

Exkurs

Eine dissoziative Amnesie ist eine Form von Gedächtnisverlust, die durch traumatische Ereignisse ausgelöst wird. Im Zusammenhang mit einem Gewalttrauma kann eine dissoziative Amnesie auftreten, wenn das Gehirn versucht, sich vor den schrecklichen

Erinnerungen zu schützen, indem es sie aus dem Bewusstsein entfernt. Dies kann dazu führen, dass Betroffene Schwierigkeiten haben, sich an wichtige Details des traumatischen Ereignisses zu erinnern. Die Amnesie kann zeitlich begrenzt sein oder auch dauerhaft bestehen bleiben.

Mein Gewaltkanal war voll. Meine Seele ertrug keine physischen Auseinandersetzungen mehr. Wenn man mich heute fragen würde, was das zentrale Ereignis war, nach dem ich verstanden habe, dass ich schwersttraumatisiert bin, dann war es diese Flucht aus der Diskothek, an die ich mich nicht erinnern kann. Der kleine Junge in mir durfte endlich weglaufen.

In meiner Therapie kam ich immer weiter, Peter N. hatte mit mir eine Traumalandkarte erstellt und wir arbeiteten die vielen Gewalterinnerungen aus meiner Türsteherzeit ab.

An einem Freitagnachmittag bearbeiteten wir die Yilmaz-Szene, bei der ich wie ein gelähmter Käfer an der Wand hing, während Yilmaz meine Eier in der Hand hielt. Das EMDR verlief blendend, die Scham und die Angst konnten komplett herunterprozessiert werden. Am Ende der Sitzung hatte ich bei der Erinnerung an die Szene keine gefühlte Belastung mehr. Ich bedankte mich bei Peter N., zog meine grüne Bomberjacke an und verließ seine Praxis in Richtung der Hinterhöfe des Nauwieser Viertels. Äußerlich gepanzert, innerlich aufgeweicht und in Kontakt mit mir ging ich den etwa hundert Meter langen Gang zwischen zwei Garagenreihen zur Hauptstraße. Der Gang war wie ein Flussbett, von beiden Seiten mit kleinen Sechzigerjahre-Garagen umfasst und führte durch einen Häuserblock auf die Hauptstraße. Leicht angeschossen von dem EMDR lief ich schnurstracks in den Lackmustest für mein neues Leben.

Von der anderen Seite näherte sich nämlich Kevan, ein enger Vertrauter von Yilmaz. Kevan war ein Großmaul und hatte während seiner ganzen Pubertät dadurch geglänzt, dass er arme Kartoffelgymnasiasten abgerippt hatte. Innerlich fragte ich den Schicksalsgott, was das denn gerade für eine Scheiße sei. Ich hatte den Typen seit fünf Jahren nicht mehr gesehen und lief ihm genau nach dem Yilmaz-EMDR in die Arme. Wir hatten keine Wahl. Wir mussten aufeinander zulaufen. Eine Duellsituation wie im Western. Ich war froh, dass ich meine Bomberjacke als äußere Rüstung anhatte. Wir liefen beide in der Abflussrinne in der Mitte der Straße. Wer zuerst bremst, verliert. Die erste verbale Salve feuerte Kevan: »Und, du Fotze!« Drei Meter trennten uns noch, als mein Angebot flog: »Ich klatsch dich weg, du Stück Dreck!« Zwei Meter, ein Meter. Ich bremste nicht. Egal, was kam: Nie wieder Opfer. Was sein muss, muss sein. Ich wollte ein anderes Leben. Kevan ging zur Seite und zischte noch irgendwas. Wir beide wussten, wie die Nummer für ihn ausgegangen wäre. Ich war innerlich ruhig, das EMDR und diese schicksalshafte Realitätsprüfung berührten mich. Ich ging in ein neues Leben, keine Gewalt mehr, keine Angst mehr. Ich würde mich tags darauf auf meinen Stuhl in der Klinik setzen und Menschen helfen, ihr schweres traumatisches Leid erträglich zu machen.

Was wirklich zählt

Jocelyne saß vor mir und beglückwünschte mich zur Geburt meiner ersten Tochter, die gerade zwei Monate auf der Welt war. Ich hatte langsam angefangen, wieder ein paar Patienten zu sehen. Die Traumatherapie bei Peter N. hatte mich nachhaltig stabilisiert, ich konnte wieder normal arbeiten. Selbst eine beidseitige Hüftkopfnekrose, wegen der ich mich in vier Operationen Knochentransplantationen unterziehen und an Krücken meine Frau heiraten musste, hatte mich nicht aus dem Takt gebracht. Es war noch unklar, ob ich in den nächsten Jahren mit zwei künstlichen Hüftgelenken versorgt werden müsste. Aber mein Körper fühlte sich gut an, und meine Gehstrecke war mittlerweile schmerzfrei wieder auf zwei Kilometer angewachsen, sodass ich mir als frisch approbierter Psychotherapeut, Ehemann und junger Vater einen Sprung in die Selbstständigkeit als Psychotherapeut mit Kassenzulassung zutraute. Ich hatte Ende 2017 den Zuschlag für einen Kassensitz in Kaiserslautern bekommen. Die Türsteherzeit verblasste immer mehr zur Anekdote. Wenn ich mich mit meinen Jungs zum Essen traf, wurden die alten Geschichten ausgepackt und jede komische Szene oder wüste Schlägerei wurde zum 500. Mal erzählt und wir freuten uns immer noch wie kleine Kinder über die Dinge, die wir getrieben hatten.

Jocelyne war eine sechzigjährige Lothringerin, die ich in meiner Saarbrücker Privatpraxis behandelte. Sie redete mit mir den Patois (Dialekt) der Grenzfranzosen, bei dem auf drei Worte Deutsch drei Worte Französisch folgten. Sie war wie viele Frauen im Lothringer Kohlenbecken schwersten Kindheitsmisshandlungen ausgesetzt gewesen. Der alkoholkranke Vater, der wie fast alle Männer Bergmann war, hatte sich neben den dauernden Schlägen auch noch ein paarmal an ihr vergangen. Diese Dämonen ließen sie bis heute nicht los. Ich hatte zuerst ihre Schwester behandelt, dann war auch sie zu mir in Therapie gekommen. Die Freude über die Geburt meiner Tochter ließ sie ins Schwelgen kommen, wie schön die Geburt ihrer beiden Kinder gewesen war. Ich erzählte ihr, dass es auch bei uns eine schöne Geburt gewesen war, aber dass die Kleine zurzeit ein bisschen Schwierigkeiten beim Trinken hatte und sie deshalb mit der Mama in der lokalen Kinderklinik war. Nichts Ernstes, ein Stillproblem. Jocelyne nahm die Tatsache, dass mein kleines Mädchen im

Krankenhaus war, zum Anlass, die schwere Geschichte ihres erstgeborenen Sohnes Pierre zu erzählen. Pierre war mit fünf an Krebs erkrankt und musste mehrere Operationen über sich ergehen lassen. Er wurde mehrmals von Nancy nach Straßburg und zurück verlegt, weil die Behandlung so komplex war. Jocelyn und ihr Mann Eric wachten das ganze Jahr am Bett des kleinen Pierre. Ich hörte ihr lange zu, bewunderte sie für die Kraft, mit der sie die Geschichte mit dem kleinen Pierre durchgestanden hatte, und nahm sie innerlich in unsere gemeinsame Traumalandkarte auf, um eventuell später ein EMDR machen zu können. Ich wusste beim besten Willen nicht, wie Jocelyne und ihr Mann Eric diese Situation gemeistert hatten. Ich war froh, dass ich gleich nach der Sitzung mit meiner Schwiegermutter meine Frau und meine kleine Tochter im Krankenhaus abholen konnte. Ein solches Martyrium, wie Jocelyn und ihr Mann es durchgestanden hatten, würde ich nicht überstehen, da war ich mir sicher.

Meine Schwiegermutter ist ebenfalls das Kind eines Bergmanns. Ein Leben voller körperlich harter Arbeit hat ihre Hände zu Schraubstöcken werden lassen. Sie kennt das Leben und sie kennt Kummer. Das Einzige, was ihren harten Blick aufweicht, ist der liebe Blick ihrer Enkeltochter. Wortlos, aber gelassen fuhren wir zur lokalen Kinderklinik. Die kleine T. und die Mama sollten wieder heimkommen.

Wir betraten den Stationsflur und wollten Richtung Patientenzimmer gehen. Eine Schwester hielt mich und meine Schwiegermutter an, während vom Gangende ein junger Assistenzarzt mit wehendem Kittel angestürmt kam. Meine Schwiegermutter, die im Leben so viel hat einstecken müssen und immer stehen geblieben war, sackte neben mir weg und taumelte in den Handlauf, ich konnte sie gerade noch mit meinem rechten Arm fassen und zu mir ziehen. Bevor ich wusste, was los war, hatte sie es schon erkannt. Frauen mit schwerem Schicksal haben einen Instinkt dafür, wenn es ernst wird. Wir wurden in ein Nebenzimmer gebeten, der junge Arzt erklärte uns lapidar, dass meine Tochter wohl einen schweren Herzfehler habe, Genaueres könne er nicht sagen, er sei kein Kardiologe. Er habe nur den Magen meiner Tochter mit dem Ultraschall darstellen wollen, als er den Schallkopf Richtung Herz hochgezogen habe. Dabei habe er festgestellt, dass die linke Herzkammer meiner kleinen Tochter so dilatiert (gedehnt) war, dass sie auf dem Ultraschall kaum noch darzustellen war. Sie sei notfallmäßig mit Transportinkubator nach Homburg verlegt worden, meine Frau sei im RTW mitgefahren.

Meine Schwiegermutter und ich rasten in die zwanzig Kilometer entfernte Universitätsklinik Homburg. Wir redeten kein Wort. Sie weinte still, ich fuhr. Ich parkte vor dem Haupteingang der Kinderklinik, setzte meine Schwiegermutter beim Pförtnerhaus ab und durchsuchte die komplette kinderkardiologische Ambulanz nach einem Lebenszeichen meiner Tochter. Es war mittlerweile 21 Uhr. Ich war dreist und arbeitete mich systematisch den Flur hinunter, indem ich jede Tür aufriss, die sich öffnen ließ. Die vorletzte Tür war ein Treffer. Ich trat ein, meine Frau fiel mir tränenüberströmt in die Arme. Auf einer Liege mitten im Raum lag das kleine blasse Päckchen, das meine Tochter war. Sie beschwerte sich nicht, während zwei Assistenzärzte immer wieder das Herz schallten, aber nicht genau sagen konnten, welches Krankheitsbild bei meiner Tochter vorlag. Außer, dass das Herz in einem miserablen Zustand war und nur noch eine Pumpleistung von zehn hatte, was so gut wie gar nichts war. Die Herzkammer war so auseinandergezogen, dass keine der Herzklappen mehr schloss. Es war ein Wunder, dass die zwei Monate alte T. noch keinen Herzinfarkt oder Schlaganfall erlitten hatte. Meine Frau ging zurück an die Liege, hielt unser Kind mit einer Hand fest, während sie die andere Hand in meine krallte. Ich war wie abgespalten von allem – da war sie wieder, meine Lieblingsschwester, die Dissoziation. Die Tür ging auf und ein schlanker, südländisch aussehender Mann mit grauem Haar betrat die Szene. Professor Doktor Abdul K. ließ sich von seinem Assistenzarzt den Schallkopf geben, stellte am Echo die Bildgebung für Blutfluss ein, führte dreimal den Schallkopf hin und her und stellte dann eine Diagnose. »Ihre Tochter hat ein Blant-White-Garland-Syndrom. Ihr Herz ist sehr schlecht, aber man kann es operieren. Wenn Sie Glück haben, bleibt nichts zurück!«

Exkurs

Das Bland-White-Garland-Syndrom ist eine seltene angeborene Herzkrankheit. Bei dieser Erkrankung entspringt die linke Koronararterie nicht wie üblich aus der Aorta, sondern aus der Lungenarterie. Dies kann zu einem unzureichenden Blutfluss in die linke Herzkammer führen, was lebensbedrohliche Herzrhythmusstörungen oder sogar plötzlichen Herztod verursachen kann. Die Symptome können variieren, umfassen aber oft Brustschmerzen, Müdigkeit, Kurzatmigkeit und Schwindel. Die Diagnose erfolgt in der Regel durch bildgebende Verfahren wie Echokardiographie, CT oder MRT. Die Behandlung kann eine Korrektur durch eine Herzoperation erfordern, um den normalen Blutfluss wiederherzustellen und Komplikationen vorzubeugen. Die Prognose hängt oft vom Schweregrad der Erkrankung und dem Zeitpunkt der Diagnose ab. Frühzeitiges Erkennen und angemessene Behandlung sind entscheidend für eine erfolgreiche Therapie.

Die kleine T. wurde sofort auf die Intensivstation verlegt, sie wurde ins künstliche Koma versetzt, intubiert und bekam einen zentralen Venenkatheter gelegt. Gegen Mitternacht verließen wir die Klinik, um zu Hause zu schlafen und ein paar Habseligkeiten zusammenzupacken, damit wir die kommenden Nächte im Elternhaus des Vereins für herzkranke Kinder nächtigen konnten. Meine Frau war wie gelähmt. Sie hatte einen starren Blick und konnte nicht mehr weinen. In der Nacht fanden wir vielleicht zwei Stunden Schlaf. Am anderen Morgen stand ich auf und rief meine Eltern an, mein Vater ging ans Telefon. Ich brach das erste Mal richtig zusammen und sagte schluchzend: »T. hat einen schweren Herzfehler, ich weiß nicht, ob sie das überleben wird.« Mein alter Herr, Justizrat Doktor Herbert Ruland, begann am anderen Ende der Leitung ebenso bitterlich zu weinen wie ich. Ich hatte ihn noch nie so schluchzen gehört. Er war der Opa, ich war der Vater, und wir weinten beide aus der tiefsten Angst und Sorge um unsere kleine T. Alles, was zwischen uns gewesen war, der Streit und die Enttäuschungen, lagen hinter uns. Wir liebten uns und wir liebten den kleinen Neuankömmling, der so um seinen Platz in dieser Welt kämpfen musste.

Wir zogen in das Elternhaus, die Villa Regenbogen, um näher bei unserem Kind zu sein. Zweieinhalb Monate lang schliefen wir nicht mehr in unseren eigenen Betten. Am zweiten Tag wurden die Operationsoptionen dargelegt, der ortsansässige Herzchirurg war auf einer Konferenz. Es gab zu diesem Zeitpunkt nur rund fünf Herzchirurgen für Kinder in Deutschland, die einen solchen Herzfehler operieren konnten. Zuerst gab es die Idee, zu warten, bis der Arzt von der Konferenz zurückkehrte. Die Situation unserer Tochter verschlechterte sich jedoch rapide. Wir glotzten den ganzen Tag auf irgendwelche Überwachungsmonitore, wobei wir nur die Hälfte der ausgegebenen Daten verstanden. Wir waren zwei tränenüberströmte Wracks, die in einer Welt gelandet waren, von der sie gar nichts verstanden. Nach zwei Tagen des Wartens entschied meine Frau, dass unsere kleine Tochter nach Freiburg in das dortige Kinder-Herzzentrum verlegt werden soll. Mit der rührigen Hilfe von Professor Abdul K. wurde der Kontakt hergestellt. Unsere kleine T. sollte, weil sie so instabil war, mit dem Hubschrauber überführt werden. Zwei Tage spielte der Wettergott nicht mit, der Transporthubschrauber mit Inkubator musste immer wieder umkehren.

Am dritten Tag entschieden wir uns für eine bodengebundene Verlegung. Unser Kind war sehr instabil. Die Ärzte rieten uns davon ab, direkt hinter dem Krankenwagen herzufahren, weil sie immer wieder auf dem Randstreifen rechts ranfahren würden müssen, um die Beatmung abzusaugen oder im schlimmsten Fall zu reanimieren. Wir fuhren an einem grauen Wintermorgen durch das Elsass Richtung Straßburg, um dann wieder nach Deutschland zu wechseln. Ich hatte den Luxus, mich auf das Fahren konzentrieren zu müssen. Meine Frau war apathisch auf dem Beifahrersitz, sie war zwischen den Welten, wie ihre kleine Tochter. Wir kamen zuerst in Freiburg an und warteten bange auf den Krankenwagen, während wir unser Kind bei einem begriffsstutzigen Empfangsmenschen anmeldeten. Die Minuten vergingen, bis der Wagen einrollte. Schwester J., die seit Tagen am Bett unserer Tochter wachte, hatte extra ihren freien Tag geopfert, um bei der Überführung der kleinen T. dabei zu sein.

Exkurs

Traumaprävention und Traumatherapie leben unter anderem von vielen kleinen Gesten der Menschlichkeit. Die Tatsache, dass Schwester J. auf ihren freien Tag verzichtet hatte, nur um ein ihr fremdes Kind zu begleiten, ist eine Geste der Menschlichkeit. Solche Gesten der Menschlichkeit kommen auch in jeder guten Traumatherapie vor, indem der Therapeut zum Beispiel in gewissen Maßen kurze Kontakte außerhalb der Sitzung zulässt, um dem Patienten zu zeigen, dass er da ist. Platt gesagt, ist jede gute Psychotherapie auch eine Rückgewinnung an den Glauben an das Gute und die Menschlichkeit, die dem Patienten so lang verwehrt war.

Mit einem aufmunternden Lachen und einem »Sie lebt, alles gut, wir mussten kaum anhalten!« übergab Schwester J. dem begriffsstutzigen Empfangsmenschen die Papiere und rannte zurück zum Krankenwagen. Wir durften mit unserer Tochter auf die Kinder-Intensivstation, wo sie in einem Wald aus Monitoren stand. Ihr Zustand war äußerst schlecht. Am Ende des Ganges tagte ein Expertengremium aus vier Ärzten. Wir befanden uns in einem Kinder-Spezialkrankenhaus, in dem überall schwerstkranke Kinder lagen. In dem Glauben, schon viel gesehen zu haben, wurde ich eines Besseren belehrt.

Wir bezogen wieder ein Elternhaus im Nachbargebäude. Die Atmosphäre dort war bedrückend, irgendjemand hatte gekocht und es hing ein furchtbarer Geruch von Dillfisch in der Luft, der tagelang nicht verschwand. Das Bangen um das Leben unserer kleinen T. wird immer mit dem Geruch von Dillfisch verbunden sein. Trotz der Tatsache, dass der Verlegungstag ein Sonntag war, kam der Herzchirurg in die Klinik, um uns über die für den nächsten Tag geplante Operation aufzuklären.

Das, was von meiner Frau übrig war, und ich, eingehüllt in meine alte Bekannte, die Dissoziation, saßen vor ihm.

Wie durch einen Nebel nahm ich die Güte des Operateurs wahr, der sein ganzes Leben der Rettung von Kindern und Babys mit Pumpenschaden gewidmet hatte. Er sprach von dreißig Prozent Sterbewahrscheinlichkeit und korrigierte die Bemerkung im Anschluss etwas: »Ich habe schon lang keine schwarze Serie mehr, aber ich muss sie darüber aufklären.« Aus den dreißig Prozent Sterbewahrscheinlichkeit konnten schnell zwei Tote werden. Meine Frau signalisierte von Anfang an, dass sie ohne unsere Tochter nicht mehr weiterleben wolle.

Der preußische Arzt klärte uns noch darüber auf, dass unsere Tochter an eine externe Kreislaufüberbrückungsmaschine angeschlossen werden könnte, um das lädierte Herz zu schonen. Wir sollten uns nur auf den Anblick des aufgequollenen Kindes einstellen. Das Gespräch endete. Er ging zurück in einen von Sonnenlicht durchfluteten Januarsonntag, wir gingen zurück in den Gestank des Elternhauses, wo wenig später liebe Freunde eintrafen, die sich in den Zug gesetzt hatten und vier Stunden mit der Regionalbahn gefahren waren, nur um eine Stunde bei uns zu sein. Ich hatte mittlerweile sämtliche Papers über Bland-White-Garland gelesen, die zugänglich waren, und wusste, dass die Diagnose für meine kleine Tochter vor fünfzehn Jahren ein Todesurteil gewesen wäre.

Schlaflose Nacht im Dillfisch-Gestank, meine Frau redete nicht mehr. Um sieben Uhr hieß es Abschied nehmen von der kleinen T., die mit einem Transportinkubator von der alten Kinderintensivstation in Freiburg in das moderne Herzzentrum auf die andere Seite des Unicampus verlegt wurde. Die Herzfrequenz meiner Tochter war jetzt konstant bei 220, der Inkubator hatte irgendwas mit Pressluft zu tun. Der Kompressor brüllte und machte Zischlaute, während unsere menschlichen Hüllen beteten, dass der Herzschlag nicht noch höher ging. Abtransport. Ich durfte nicht im Krankenwagen mitfahren. Der Versuch, mich mit meinem Auto an den Krankenwagen zu hängen, schlug fehl. An einer Ampel wurde ich abgehängt. Meine Frau verabschiedete unser kleines Zwei-Kilo-Mädchen allein. Ich fand keinen Parkplatz und wusste nicht, ob ich es jemals wiedersehen würde.

Stundenlanges, banges Warten mit meiner Frau, die irgendwo war, aber nicht mehr hier. Um sechzehn Uhr sollten wir uns auf die Kinder-Intensivstation begeben und dort auf Neuigkeiten warten. Die Operation war für mindestens acht Stunden angesetzt. Sie hatten vor, unser Kind in einen künstlichen Herztod zu versetzen, einen Umgehungskreislauf mit einer Herzlungenmaschine zu bauen, das fehlerhafte Herzgefäß umzunähen und dann ihr kleines beschädigtes Herz wieder in Betrieb zu nehmen, in der Hoffnung, dass es heilen würde. Wir fanden uns auf der Station ein. Alle schienen beschäftigt, und wir warteten vor der Station in einem Sammelsurium aus Kinderollstühlen, stillgelegten Inkubatoren und Kinderintensivbetten. Es schien, als hätten sie allen Pflegeschrott vor die Tür gestellt. Ich hatte seit drei Tagen die gleichen Klamotten an, und es war mir noch nicht einmal aufgefallen. Plötzlich ein Anruf auf dem Handy. Drehbuchänderung. Am anderen Ende der Leitung der preußische Arzt, der mit ruhiger Stimme sagte: »Ihre Tochter T. hat die Operation überlebt, sie musste noch nicht mal an die Herzlungenmaschine. Sie scheint eine kleine Kämpferin zu sein. Die Sache ist gut ausgegangen, Sie können sie um achtzehn Uhr besuchen, aber erschrecken Sie nicht. Sie werden auf ihren offenen Thorax schauen. Wir verschließen den Brustkorb erst später, falls es Komplikationen gibt.«

Ich schrie und trat vor Freude in einen kaputten Transportinkubator, meine Frau fiel mir weinend in den Arm. Der Herzchirurg hatte nicht ein Leben gerettet, sondern drei.

Am selben Abend begaben wir uns an das Intensivbett unserer Tochter. Sie lag da wie auf einem kleinen Altar, umgeben von vierzig Perfusoren, an jedem ihrer kleinen Gliedmaßen hing oder steckte irgendwas. Näherte man sich dem

Bett, sah man den offenen Thorax und konnte direkt auf ihr schlagendes Herz schauen, aus dem noch die Drähte des festinstallierten Defibrillators kamen. Sie sah aus wie eine Puppe, aber sie lebte. Der Operateur und die Kardiologin traten ans Bett. Sie waren liebevoll und fürsorglich, und das blieben sie auch die nächsten Monate. Ich habe noch nie so viel liebevolle Menschlichkeit und Aufopferungsbereitschaft erlebt wie dort in der Kinderkardiologie.

An dem Abend, als ich an T.s Bett trat, dachte ich, dass jetzt alles relativ schnell gut werden würde. Ich hatte noch keine Ahnung, welche harten Monate mit Todesangst und permanentem Bangen auf uns zukommen würden. Das Leid der ganzen Monate würde ein eigenes Buch füllen. Lange Zeit sah es so aus, als ob die Operation nichts gebracht hätte und die kleine T. auf die Herztransplantationsliste gesetzt werden müsste. Wir vegetierten monatelang in Hotels und Elternhäusern. Zeitweise hatte ich das Gefühl, den Verstand zu verlieren. Bei meiner Frau war es noch schlimmer. Gleichzeitig musste ich eine Praxis eröffnen und meinen Schritt in die komplette Selbstständigkeit vorbereiten. Langsam gingen mir auch die finanziellen Mittel aus.

Zweieinhalb Monate später erhöhte sich T.s Herzleistung über Nacht von zehn auf dreißig Prozent. Tags zuvor hatten meine Frau und ich bei meiner Lehrtherapeutin für Systemaufstellung jeweils unsere Situation mit dem Kind aufgestellt. Die Therapeutin hatte damals alle Hebel in Bewegung gesetzt und eine Dreißig-Mann-starke Aufstellungsgruppe zusammengetrommelt, die sich an diesem Abend in unseren Dienst gestellt hatte. Sowohl in der Aufstellung von mir als auch in der Aufstellung meiner Frau wurden traumatische Themen aus unserer Kindheit deutlich, die mit der wiedererlebten Hilflosigkeit am Bett des todkranken Kindes hochkamen.

Für mich glich es damals einem Wunder, dass so kurz nach unserem Seminar eine grundlegende Änderung eintrat.

Niemals würde ich als Lehrtherapeut für Aufstellung behaupten, dass man mit dieser Methode in lebensbedrohlichen Situationen irgendwas erreichen kann, und damit falsche Hoffnungen schüren. Aber für mich hatte der Moment etwas Tröstliches. Am Montag die üblichen hoffnungslosen Gesichter der Ärzte, die uns vermeldeten, dass das Herz unserer Tochter keinen einzigen Schritt nach vorne machte. Dienstagnacht die Aufstellung mit dreißig lieben Menschen, von denen viele uns nicht kannten, die aber sahen, was die Hilflosigkeit in uns getriggert hatte. Dann der Rückmarsch in der Nacht nach Freiburg. Am Morgen die gleiche beschwerliche Prozedur, die wir schon kannten. Die junge Kinderärztin, die uns vertraut war, maß erneut T.s Pumpleistung. Doch plötzlich warf sie den Schallkopf zur Seite und schrie: »Dreißig Prozent, dreißig Prozent EF!« Damit war die Auswurfleistung des Herzens gemeint, wobei ein Wert unter zwanzig als schwerste Herzinsuffizienz galt. Erneut griff die Ärztin nach dem Schallkopf. »Warten Sie, ich messe noch mal.« Dann holte sie zur Sicherheit die Chefin. Dreißig Prozent EF. Eine simple zeitliche Überlappung, die rein kausal nichts miteinander zu tun hatte. Für mich war es ein privates Wunder.

Die Monate, die danach kommen sollten, waren schmerzhaft, zum Teil bedrohlich. Kurz nachdem wir mit dem kranken Kind heimgekommen waren, erkrankte meine Frau schwer an Grippe, und wir bangten, ob unsere Tochter sich anstecken würde, was bei ihrem geschwächten Herzen das Ende hätte bedeuten können. In diesen Turbulenzen machte ich mit einem in Freiburg gekauften Rechner und Drucker meine Praxis Kaiserslautern auf, während sich meine Tochter zusehends erholte.

Warum schreibe ich diese Begebenheit in ein Buch, in dem es darum geht, meinen Weg aus der eigenen Traumatisierung zu einem Prozess der Heilung zu machen? Dies hat mehrere Gründe. Viele traumatisierte Menschen erfahren erst in der Begegnung mit ihrem Kind, was in ihrer eigenen

Kindheit alles schiefgelaufen ist und was sie belastet oder sogar traumatisiert hat. Kurz gesagt, Kinder sind häufig der Spiegel für die eigene Traumatisierung und bringen uns zu unseren schmerzhaften Punkten in der Biografie.

Für mich war die Begegnung mit meiner Tochter und ihrem schweren Schicksal schon allein deshalb wichtig, weil ich mich aufgrund meiner eigenen Traumatisierung und der darin enthaltenen Todesangst häufig nur um mich selbst und mein angstbesetztes Innenleben gekümmert hatte. Meine Tochter zeigte mir, dass es noch etwas Größeres als meine eigenen Befindlichkeiten und mein eigenes Leid gab. Dies rückte vieles bei mir zurecht. Aufgrund meiner Hypochondrie, die Ausfluss meiner in mir aufgestauten Todesangst war, galt früher für mich die Maxime: »Ich will nicht sterben. Ich habe schon wieder Angst, an dieser Krankheit zu sterben.« Nun hatte sich die Perspektive geändert. Meine Einstellung lautete: »Ich nehme, was kommt, und ich nehme, was das Schicksal bietet, Hauptsache mein Kind lebt.«

Nur selten werden in der Psychotherapie Begebenheiten rund um die Themen kranke Kinder, unerfüllter Kinderwunsch, Geburtstrauma etc. behandelt und anerkannt. Wir leben immer noch in einer Zeit, in der vieles nicht als traumatisch, sondern eher als schweres Lebensschicksal angesehen und deshalb häufig nicht mit traumatherapeutischen Methoden behandelt wird.

Wie viele Eltern haben Kindern das Leben geschenkt und sie dann verloren? Meist hinterlässt ein solcher Schicksalsschlag eine Traumatisierung. Der emotionale Transfer in Familien ist dann anders. Kinder, die früh versterben oder schwer krank sind, sind ein Themenkomplex, der in der transgenerationalen Familientherapie immer wieder vorkommt. Ein Verständnis hierfür ist zentral für die Traumaheilung.

Die Erinnerung kommt zurück!

Im April 2016 erhängte sich der französische Grundschullehrer Romain F. in seiner Gefängniszelle. Der Lehrer war ein verurteilter Pädophiler, der vom Jahr 2000 an in mehreren französischen Städten Grundschüler unterrichtet, sie systematisch missbraucht und dabei gefilmt hatte. Nachdem er verurteilt worden war, fand seine Ehefrau in einer Geheimkammer auf dem Dachstuhl mehrere Festplatten, auf denen der Täter 512.000 Fotos und 11.000 Videos mit pädophilem Inhalt gespeichert hatte. Festgehalten waren auch die Taten, bei denen er sich an seinen eigenen Schülern vergangen hatte. Insgesamt konnte die Polizei siebzig Opfer identifizieren und ausfindig machen, vielen von ihnen war der Missbrauch durch den Lehrer in Erinnerung geblieben. Ungefähr acht Kinder, also mehr als zehn Prozent, die im Alter von fünf bis acht Jahren von ihm missbraucht worden waren, konnten sich aber an nichts erinnern, als die Polizeibeamten sie verhörten.

Warum führe ich diesen in Deutschland gänzlich unbekannten Fall an? Ganz einfach. Es gibt in der klinischen Psychologie wenig Streit. Ein erbittertes Streitthema ist jedoch die Wiedererinnerung an traumatische Ereignissen, die ins Unterbewusstsein verdrängt wurden. Dieser Streit fand Eingang in die Wissenschaft mit der sogenannten False-Memory-Debatte, bei der sich zwei Lager heftig bekriegen. Die Kognitionspsychologen sagen, dass erinnertes Traumamaterial konstruiert ist und nicht der Wahrheit entspricht, und die klinischen Traumapsychologen widersprechen ihnen, weil sie in ihrem Arbeitsalltag regelmäßig sehen, wie Menschen traumatische Ereignisse plötzlich aus ihrem Unterbewusstsein hervorholen und in der Therapie auf den Tisch packen.

Der Streit wurde in den Neunzigerjahren mit unerbittlicher Härte in Amerika geführt, insbesondere deshalb, weil das amerikanische Recht ein anderes Haftungsrecht hat und bei sexuellem Missbrauch schnell Summen in dreistelliger Millionenhöhe aufgerufen werden. Ich, als Jurist und Psychotherapeut, kann die verschiedenen Argumente in der Debatte gut nachvollziehen, wobei ich mich klar positioniere und sage, dass Kinder schlimmes traumatisches Material verdrängen können. Man muss jedoch in der traumatherapeutischen Bearbeitung achtgeben, dass man nicht vorschnell ein Trauma annimmt und eine kausale Erklärung gibt, wo keine vorliegt. Leider zeigte sich in meiner alltäglichen Praxis häufig, dass Menschen, die ihre Traumata verdrängt haben, unter diffusen psychischen Erkrankungen leiden. Sobald man die wahre Ursache entdeckt, lösen sich viele Symptome auf. Ebenso kenne ich Fälle, bei denen Menschen ein Trauma eingeredet worden ist. Zu diesem Schluss kam ich als Jurist, als Psychotherapeut und als in Aussagebegutachtung Ausgebildeter.

Leider werden in unserer Gesellschaft Traumatisierungen als ätiologischer Faktor in der Genese von psychischen Erkrankungen immer noch unterschätzt und nicht beachtet. Ziel dieses Buches ist es, auch hierfür Aufmerksamkeit zu schaffen. Oft verbirgt sich hinter einer vermeintlichen psychischen Volkserkrankung wie Depression oder Angststörungen furchtbares kindliches Leid.

Ich hatte meine Praxistätigkeit in Kaiserslautern aufgenommen. Meine Tochter war zusehends stabil. Nach und nach hatte ich die Folgen meiner Hüftkopfnekrose überstanden und konnte wieder einigermaßen gehen. Meine Traumatherapie bei Peter N. und meine konstante Arbeit mit Familienaufstellungen hatten Früchte getragen. Mir ging es deutlich besser. Ich konnte wieder acht Stunden arbeiten, eine Familie ernähren, schlafen ohne Schlafstörungen und leben ohne Angstanfälle und Panikattacken. Ich war trotz der schweren Geschichte meiner Tochter symptomfrei, und wir tasteten uns an unser neues Leben zu dritt heran. Äußerlich hatte ich meine Härte verloren. Ich sah weicher aus und war mehr bei mir. Ein Bild auf meiner Homepage gibt Zeugnis davon. Es zeigt meine gutmütige Seite. Den Philipp, der so etwas wie Frieden gefunden hat. Aus dieser Geisteshaltung arbeitete ich, bildete mich weiter und startete innerlich das Projekt, einen kleinen YouTube-Kanal zu gründen, um meine Aufstellungsseminare zu promoten. Die Therapien liefen super, mein Wissen über Traumatisierungen vermehrte sich von Tag zu Tag. Ich verdiente das erste Mal gutes Geld und musste mit meinen Türjungs darüber lachen, dass ich nun in einer Stunde das verdiente, was ich früher in einer ganzen Nacht verdient hatte. Mir war damals unbegreiflich, wie ich es dreizehn Jahre im Türsteher-Milieu ausgehalten hatte, in diesem permanenten Klima der Bedrohung durch latente und schnell real werdende Gewalt. Außerdem war mir klar, dass irgendetwas in meiner Kindheit passiert sein musste, das bei EMDR-Sitzungen zur Reinszenierung von folterähnlichen Szenen führte. Trotz dieses Wissens lebte ich gut.

Ich ging nach wie vor alle paar Wochen zur Therapie bei Peter N., es waren sehr einfache Sitzungen, weil ich symptomfrei war. Einmal fragte er mich, was denn so anliege, und ich sagte ihm, dass ich in einer Sitzung mit einer Patientin bemerkt hätte, dass ich leicht dissoziiert habe und irgendwie »getriggert« worden bin. Das war nicht angenehm gewesen, aber ich hatte keinerlei Zugang zu dem, was diese Frau in mir ausgelöst hatte.

Er fragte mich, ob wir dies mit EMDR bearbeiten sollten. Ich willigte ein. Meine Patientin, die absolut nicht böswillig war, war eine ältliche Alkoholikerin, die Produktmanagerin war. Sie war immer noch ordentlich angezogen, aber oft in ihrer Körperhaltung läppisch. Wiederholt saß sie mit weit gespreizten Beinen vor mir und gewährte Einblicke, die mir unangenehm waren. Ich wollte sie aber nicht darauf hinweisen, da sie im Leben häufig beschämt worden war und ich nicht in dieselbe Kerbe schlagen wollte. Innerlich war mir aufgefallen, dass dieses Szenario einen gewissen Ekel in mir auslöste. Mit meinem heutigen Therapiekönnen wüsste ich besser, wie ich eine solche Situation ansprechen und lösen könnte.

Wir stellten meinen Ekel als Ausgangsszene für das EMDR ein. Peter N. prozessierte los. Ich hatte dieselben EMDR-Pulsatoren in der Hand wie Petra am Anfang des Buches. Ich war relativ entspannt, weil ich die EMDR-Therapie gut kannte und schon lange so stabil war, dass ich mir fast sicher sein konnte, dass in dieser Sitzung keine Katastrophen zutage treten würden.

Falsch gedacht.

Beim ersten Durchgang des EMDR bäumte ich mich im Stuhl auf, ich hatte kurzzeitig das Gefühl, zu ersticken, mein Brustkorb wurde so eng, als wäre ich in einem Schraubstock eingespannt. Ich hatte wie kurz vor einer Narkose das Gefühl, das Bewusstsein zu verlieren und einfach wegzukippen. Peter N. fragte mich, was los sei, dann stellte er wieder die EMDR-Maschine an und ließ sie brummend weiterlaufen.

Ich atmete schwer, bäumte mich aber nicht mehr auf. Vor meinem inneren Auge tauchten Bildfragmente des Schlafzimmers meiner Oma auf. Ich kannte die Szene und die Nacht. Ich muss um die vier gewesen sein. Gleichzeitig hörte ich in meinem inneren Ohr den röchelnden Atem meiner Oma. Der Erwachsene in mir bekam es mit der Angst zu tun. Peter N. fragte mich kurz, wo wir im EMDR-Prozess seien, ich teilte ihm das Bild mit, er machte große Augen, was für ihn eher ungewöhnlich war, und ließ die Szene weiterlaufen. Ich starrte auf den großen Kleiderschrank, der vor dem Bett meiner Oma stand. Ich hielt mich mit dem Blick an dem Schrank fest. Der Film lief weiter, Ekel stieg in mir hoch. Der Kopf meiner Oma war zwischen meinen Beinen und machte dort etwas, das nur Erwachsene verstehen können. Das Kind in mir empfand es als angenehm, der Erwachsene war fassungslos. Die Worte, die mein Hirn von meiner Oma freigab, waren freundlich einladend, beinahe spielerisch. Es schien ein interessantes Spiel zu sein. Peter N. fragte nach, an seinem Blick sah ich, dass hier gerade ein grundlegender Perspektivwechsel in unserer Therapie stattfand, als würde ein ewiges Rätsel gelöst. Die Szene ging weiter, nun mit vertauschter Besetzung. Mein Gesicht war dort, wo kein Gesicht eines Enkels bei der Oma sein sollte. Später war mein kleiner Arm dort, wo kein Arm eines kleinen Jungen sein sollte. Ich bekam viel Lob für das, was ich tat. Die Oma war sehr zufrieden mit mir. Ich war ein großer Junge. Ich durfte mich auf sie legen und ein großer Mann sein. Dem Erwachsenen, der die Büchse der Pandora geöffnet hatte, liefen still ein paar Tränen die Backen hinunter. Das EMDR gab noch ein paar weitere Szenen meiner ungewollten Initiation zum Mann frei. Dann war Ruhe. Ich saß still auf dem Stuhl und sah mir innerlich zu, wie sich in mir Tetris-Reihe um Tetris-Reihe setzte. So abscheulich die Bilder auch waren, die ich gerade gesehen hatte, sie machten Sinn und erklärten meine belastete Biografie.

Ich verstand auf einen Schlag, warum ich seit jeher mit schwersttraumatisierten Frauen und Männern arbeiten konnte. Ich verstand, warum ich in der Schule permanent aus dem Fenster gestarrt hatte. Ich verstand, warum ich als Kind so fett gewesen war und immer gehänselt wurde. Ich verstand, warum es mich immer mehr zur Gewalt gezogen hatte, warum ich nie wieder Opfer sein wollte und mich trotzdem immer mehr zum Opfer gemacht hatte. Plötzlich ergab alles auf eine erschreckende Art und Weise Sinn. Geschüttelt von dem Ekel, erschreckt von dem Bild, dass mein kleiner Kopf irgendwo gewesen war, wo er wirklich nicht hingehörte, empfand ich plötzlich so etwas wie tiefe Ruhe und Synchronizität. Der Kern meiner Versehrtheit lag offen auf dem Tisch und ich verstand endlich, warum ich es immer so verdammt schwer gehabt hatte. Ich war wie viele meiner Patienten ein missbrauchtes Kind, das alles versucht hatte, um nie wieder missbraucht zu werden. Ich konnte mich zum ersten Mal mit ganz anderen Augen sehen. Ich war nicht der Sprössling aus einer bürgerlichen Anwaltsfamilie, der aus soziokulturellem Interesse eine Gewaltmilieubesichtigung gemacht hatte, sondern ein missbrauchtes Kind, das sich heilen wollte und in seiner Heilung, wie viele Traumaopfer, fleißig weiter traumatisiert hatte.

Peter N. saß ruhig neben mir. So unterschiedlich wir auch waren, merkte ich eine tiefe Anteilnahme für meine Biografie. Nach ein paar Momenten der Stille sagte er einen Satz: »Herr Ruland, das Schlimmste ist noch, dass Sie Ihre Oma geliebt haben!«

Ich entgegnete, ohne zu zögern, aus dem Gefühl heraus, das Leid meiner Oma immer verstanden zu haben: »Ja, ich habe sie geliebt!«

Exkurs

Sexualisierte Gewalt an Jungen durch Frauen ist ein kaum beforschtes Thema. Konkrete Zahlen gibt es wenig. Es wird von ungefähr vier Prozent aller Fälle von sexualisierter Gewalt an Kindern ausgegangen. Alle Autoren sind sich einig, dass die Dunkelziffer, also die Taten, die man nicht entdeckt, deutlich höher ist. Selten werden die Taten mit massiver Gewalt begangen, sondern durch Manipulation. Der Junge wird in den Missbrauch hineinkomplimentiert. Die Folgen sind ebenso verheerend und kosten enorm viel Lebenszeit.

Nachwort

Dieses Buch zu schreiben, war wie eine Katharsis, eine Reise in Zimmer, die ich schon länger nicht mehr betreten hatte. Wenn ich ein Kapitel fertig bearbeitet hatte, sagte ich mir oft den Satz: »Und das ist alles wahr!« Das Schreiben an dem Buch hat dazu geführt, dass ich noch ein paar Stunden Selbsterfahrung bei Peter N. machte. Es kamen weitere Missbrauchsszenen hoch, aber ich arbeitete stabil weiter und werde nun durch die Herausforderungen des Lebens nicht mehr aus der Bahn geworfen.

Vergleiche ich meine heutige Situation mit der Situation, als ich als Türsteher völlig zusammengebrochen bin, liegen Welten an Lebensqualität dazwischen. Ich bin das lebende Beispiel, dass Traumatherapie funktioniert, wenn Therapeuten willens sind, sich auf die Höllen, die ihre Patienten mitbringen, einzulassen und die richtigen Methoden zu kombinieren. Die Hoffnung, die ich mit diesem Buch verbinde, ist die Hoffnung, dass das Wissen um Traumatisierungen und vor allem auch transgenerationale Traumatisierungen und deren Behandlungsmöglichkeiten noch weiter verbreitet wird. Auch sollte noch viel genauer hingeschaut werden, woran Menschen wirklich leiden, auch auf die Gefahr hin, dass jetzt jeder, der meinen YouTube-Kanal schaut oder mir als Kollege auf einer Weiterbildung begegnet oder an mir vorbeigeht, weiß, was in dem Schlafzimmer meiner Oma passiert ist und zu welchen Folgen das geführt hat.

Dieses Buch zu schreiben und mich so zu offenbaren, ist ein Akt der Selbstheilung und ein Zeichen, dass die Geschichte keine Macht mehr über mich hat. Ich schäme mich nicht mehr für meine Geschichte oder für meinen Körper. Jeder Versuch, mich über das Kennen meiner Biografie zu beschämen, würde fehlschlagen. Ich bin wieder Herr im eigenen Haus und weiß, dass ich als kleines Kind Opfer wurde und viele untaugliche Lösungsversuche unternommen habe, die Scham und die daraus resultierende Angst zu überwinden. Psychotherapie mit Therapeuten, die in ihrem Herzen offen waren und technisch was konnten, waren der Schlüssel zu allem.

Mein tief empfundener Dank gilt meiner Frau, die mich ausgehalten und mir meine Würde zurückgegeben hat. Meinen Kindern, ohne die mir das Wichtigste im Leben verborgen geblieben wäre. Papa, meinem heimlichen Helden, für seine Menschlichkeit. Meiner Mama dafür, dass sie nie einen Funken der Gewalt an uns weitergegeben hat, die sie selbst erlebt hat. Meinem Bruder David, meinem Ein und Alles schon vor Beginn der offiziellen Zeitrechnung. Meinen Jungs Robert, Waldemar, Tom, Mike, Fonz, Olaf, Bamouni und Michel für die unzähligen Nächte an der Tür und die Kameradschaft, die dazugehört. Olaf für die stundenlangen Telefonate und das Immer-wieder-da-Sein. Rafael, der schon immer da war und verdammt gut aussieht. Sabrina (S.), die wegen meines Suffs gehen musste, mich aber nie verlassen hat. Arlette und Juliane, die die Ersten waren, die hinter meine Fassade geschaut und den Kern gesehen haben. Der Frau, die immer so lieb »dat« anstatt »das« gesagt hat und viel zu früh gegangen ist. Ursula Maria M. für kiloweise Schokoladenkuchen. Meinen Social-Media-Freunden: Mini-M. als therapeutischem Schwergewicht im palliativen Einsatz. Taste für Strichmännchen, die Freude bereiten. Judith als Chefanalystin menschlicher Sündenfälle. Meinen Lehrern Doktor Roberto Fernando Tannchen, Peter Neidhardt, Doktor Franz Ebner und Theresa Weismüller.

Ich verneige mich vor allen meinen Patienten, die mich Tag für Tag an ihrem Leben, ihrem Leid und ihren Höllen teilhaben lassen. Die Arbeit mit euch ist neben den Menschen, die ich liebe, die größte Gnade, die mir in meinem Leben widerfahren ist.